Rodrigo Aladro

#REMEDIOSPERRONES Y #GATOSCONGOTAS
Guía práctica sobre el uso de los aceites esenciales en mascotas

RODRIGO ALADRO

#REMEDIOSPERRONES Y #GATOSCONGOTAS

Guía práctica sobre el uso de los aceites esenciales en mascotas

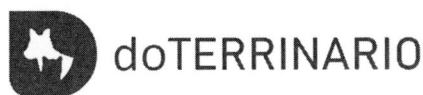 doTERRINARIO

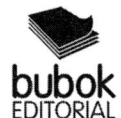

bubok
EDITORIAL

© Rodrigo Aladro
© #Remediosperrones y #Gatoscongotas

Diciembre 2024

ISBN papel: 978-84-685-8617-5
ISBN ePub: 978-84-685-8636-6

Depósito legal: M-28138-2024
SafeCreative: 2412180407131

Editado por Bubok Publishing S.L.
equipo@bubok.com
Tel: 912904490
Paseo de las Delicias, 23
28045 Madrid

Índice

Rodrigo Aladro

Introducción

Te doy la bienvenida a la guía básica para aprender a usar aceites esenciales en mascotas, específicamente en perros y gatos. Soy Rodrigo Aladro, médico veterinario, y muchos me conocen como «el doTERRINARIO» debido a mis años de experiencia utilizando los aceites esenciales en perros y gatos.

¿Cuál es el contenido?

Es una recopilación de las dudas más frecuentes que nuestros seguidores nos han dejado en nuestras redes sociales a lo largo de todos estos años, desde cómo los aceites esenciales pueden servir para mitigar problemas de comportamiento en sus mascotas hasta cómo pueden mejorar su calidad de vida y bienestar.

A través de casos prácticos y experiencias reales, aprenderás todo lo básico sobre los aceites esenciales para que puedas empezar a usarlos de manera segura en tu mascota.

¿Qué necesitarás?

1. Aceites esenciales

A lo largo de esta guía, se presentarán recomendaciones específicas sobre los aceites esenciales que considero más adecuados en cada caso para el cuidado de tus mascotas, así como la cantidad a utilizar.

Si no dispones de ellos, ofrecemos kits con aceites básicos, que podrán utilizarse en perros y gatos, ideales para empezar con esta práctica.

2. Aceite fraccionado de coco

Se usará para diluir los aceites esenciales, ya que no es seguro aplicarlos directamente sobre la piel de nuestras mascotas.

3. Frascos atomizadores

De vidrio, de 20 ml, y unas etiquetas para que puedas apuntar el nombre de la mezcla y así no confundirte a la hora de usarlos.

4. Envases con roll-on (recomendable)

Dos o tres, para aplicar los aceites de manera tópica.

5. Cápsulas vegetales (recomendable)

Solo para perros, para introducir los aceites esenciales y dárselos ingeridos.

Y, sobre todo, ¡muchas ganas de aprender!

Puedes adquirir todos los productos mencionados escaneando los siguientes códigos QR:

Adquiere los aceites →   ← Visita nuestra web

También puedes contactar con nuestro equipo para obtenerlos o para consultarnos cualquier duda:

 @doterrinario   Doterrinario   preguntasdoterrinario@gmail.com

#Remediosperrones y #Gatoscongotas

Cómo será la dinámica

En esta guía aprenderás a cuidar a tu mascota de una manera distinta, utilizando aceites naturales, potentes y libres de toxinas. Estos aceites no solo te permitirán ofrecer a tu mascota una atención primaria, sino también brindarte una forma única de acercarte a ella y de fortalecer su vínculo.

Creo firmemente que la medicina actual que utilizamos —la alopática— puede integrarse perfectamente con estas alternativas naturales para el cuidado de la salud.

Muchas personas que asesoro sobre el uso de aceites esenciales en mascotas suelen mostrar cierta desconfianza o temor. Esto es totalmente comprensible. Generalmente, la desconfianza proviene de la falta de conocimiento. Aunque estas personas utilicen aceites esenciales en otros ámbitos, adoptan una actitud más cautelosa cuando se trata de sus mascotas. No es tanto por miedo a cometer errores, sino por no saber cómo proceder correctamente. Justamente por eso, esta guía tiene como objetivo orientarte paso a paso en el proceso. Expondré ciertos problemas comunes y te daré las indicaciones necesarias para aplicar los aceites esenciales adecuadamente. El temor a equivocarse es normal, pero una vez leas esta guía y sigas las recomendaciones, verás cómo ese miedo desaparecerá.

Al finalizar esta guía, tendrás la confianza necesaria para empezar a usar los aceites esenciales en tu perro o gato de manera segura. Y, lo más importante, ellos te lo agradecerán, porque mejorarás su calidad de vida y bienestar.

Así que, nuevamente, te doy la bienvenida y te invito a comenzar este viaje hacia un cuidado más natural y cercano para tu mascota.

Rodrigo Aladro

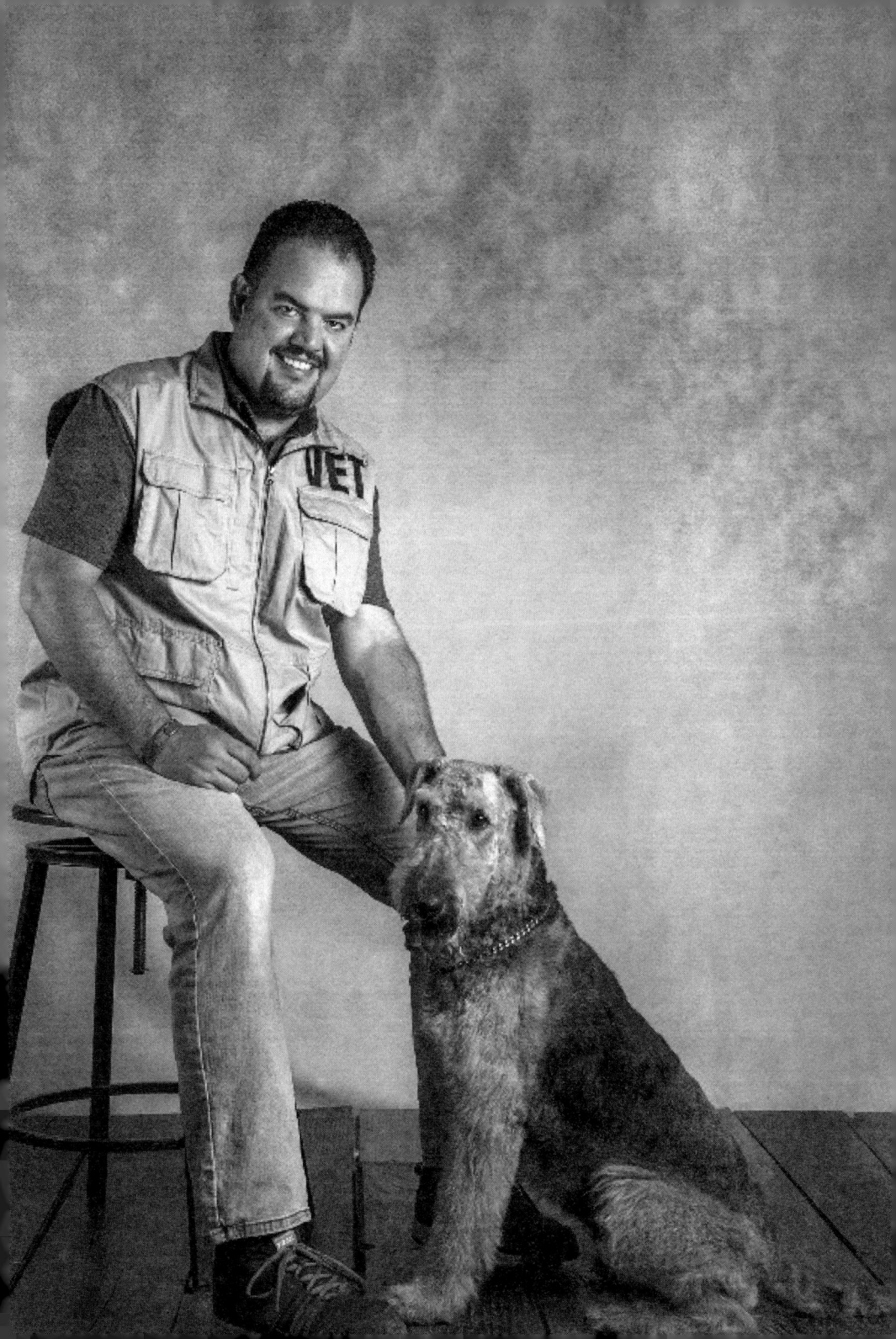

¿Qué son los aceites esenciales?

Los aceites esenciales son extractos naturales altamente concentrados, compuestos aromáticos volátiles que capturan el aroma y las propiedades beneficiosas de las plantas, las cuales se encuentran en diversas partes de estas, como las flores, las hojas, las cortezas, las raíces y los frutos.

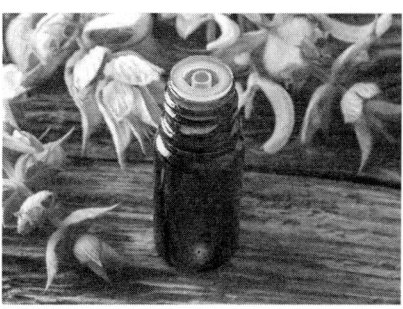

Rodrigo Aladro

▌ Propiedades físicas

Les llamamos *aceites* porque tienen una textura aceitosa, pero, en el sentido estricto, los aceites esenciales no son lípidos (aunque químicamente estén categorizados dentro de ellos). Los aceites esenciales cuentan con una textura más ligera, por lo que tienden a evaporarse si los dejamos expuestos, liberando su aroma en el ambiente. Por esto mismo, la gran mayoría, al caer sobre nuestra ropa, no dejan marcas aceitosas en las prendas una vez son volatilizados.

▌ Composición química

Los aceites esenciales son mezclas de un gran número de sustancias químicas —pueden variar entre 1 y 1000 componentes— sintetizadas por las plantas, que aportan el aroma característico de cada una de ellas. Entre las sustancias que los conforman, los terpenos, fenoles, ésteres, alcoholes, aldehídos y cetonas son las más importantes. Cada aceite esencial contiene una combinación única de estos componentes, lo cual determina las propiedades terapéuticas y aromáticas específicas de cada uno.

Mitos

Se ha llegado a mencionar que los aceites esenciales pueden causar neumonía debido a los lípidos; sin embargo, no conozco ningún caso que respalde científicamente esta afirmación. Como mencioné anteriormente, estos aceites se volatilizan rápidamente, lo que hace que la posibilidad de que esto ocurra sea prácticamente nula cuando se utilizan aceites esenciales puros. No obstante, el riesgo puede aumentar si se utilizan aceites esenciales adulterados que contengan diluyentes sintéticos, como petrolatos o aceites vegetales. Estos sí se comportan como lípidos y, si son inhalados, pueden tener efectos negativos en la salud. Por ello, es crucial asegurarse de usar aceites esenciales puros y de la más alta calidad.

¿Cómo escoger los aceites esenciales adecuados?

Hay una serie de condiciones que debes tener en cuenta antes de adquirir cualquier aceite esencial:

Pureza

Los mejores aceites esenciales son los 100 % puros. Estos deben tener un certificado que garantice que son aceites no adulterados, completamente naturales y potentes.

Origen

Es importante que te asegures de que los aceites esenciales que uses provengan de una fuente fiable.

Con el aumento de su popularidad, han surgido diversas marcas que, a menudo, los venden a precios muy bajos, lo que es un indicativo de la falta de pureza del aceite.

Para que un aceite esencial sea puro y eficaz, debe cultivarse con las condiciones climatológicas y edafológicas —es decir, de la tierra— adecuadas para obtener una planta que cumpla con el perfil terapéutico deseado.

Te pongo un ejemplo. La hierba limonera, *lemongrass* o limoncillo —como también se le conoce— se puede conseguir en cualquier mercado de México, y estoy seguro de que en cualquier parte del mundo. Pero si queremos que tenga un alto contenido de citral, por ejemplo, debemos obtenerlo de una región de la India donde la estación de lluvias es muy intensa y nos genera pastos de los cuales se puede extraer un aceite esencial con un gran índice de esa sustancia bioquímica, que es la que va a aumentar la calidad de la hierba limonera. De la misma manera, tampoco sería lo mismo que yo sembrara en mi jardín esa misma planta comprada en un vivero, porque como las condiciones de la tierra, el clima de mi ciudad y los cuidados no serían los adecuados, a la hora de destilarlo no obtendría un aceite esencial con las características bioquímicas idóneas para una buena eficacia.

▌ Calidad

Es fundamental que los aceites esenciales que compremos prioricen la calidad antes que la cantidad. Para asegurarnos de ello, es importante saber de qué parte de la planta se extraen los aceites. Por ejemplo, el aceite esencial de helicriso algunas empresas lo venden a precios muy bajos, porque lo extraen de la totalidad de la planta. Esto le confiere más volumen al producto, pero disminuye su calidad. Sin embargo, el aceite de helicriso que realmente ayuda a mejorar la circulación y a combatir infecciones se obtiene exclusivamente de los retoños: las flores que salen. De esta forma se obtiene menos aceite, pero este tiene una calidad mucho mayor.

Te comparto un ejemplo real para ilustrarte la diferencia de calidad entre dos aceites de la misma flor, pero de distinta procedencia.

Una clienta me consultó sobre qué aceites podía usar para calmar a su perrita, que era muy reactiva. Me comentó que había usado un aceite de lavanda que le regalaron, pero su mascota no dejaba de estornudar y se mostraba incómoda, generando el efecto contrario: inquietud y malestar. Sin embargo, cuando probó el aceite de lavanda que yo uso, notó una clara diferencia en los efectos, e incluso en el aroma. Este aceite no generó malestar ni sobrecarga olfativa en su perrita y logró el entorno de tranquilidad que buscaba.

Como puedes advertir, la parte de la planta de donde se extraen los aceites influye en su efectividad. Y los aceites de menor calidad, aunque más económicos, pueden generar efectos no deseados. Por el contrario, los aceites esenciales de alta calidad, aunque son menos abundantes, ofrecen mejores resultados. Por ello, es importante utilizar aceites esenciales que sean rastreables, es decir, que cuenten con un número de lote que permita acceder a información detallada sobre su origen y las condiciones de producción. Esto garantiza la transparencia en el proceso de elaboración y asegura que estamos adquiriendo un producto de calidad.

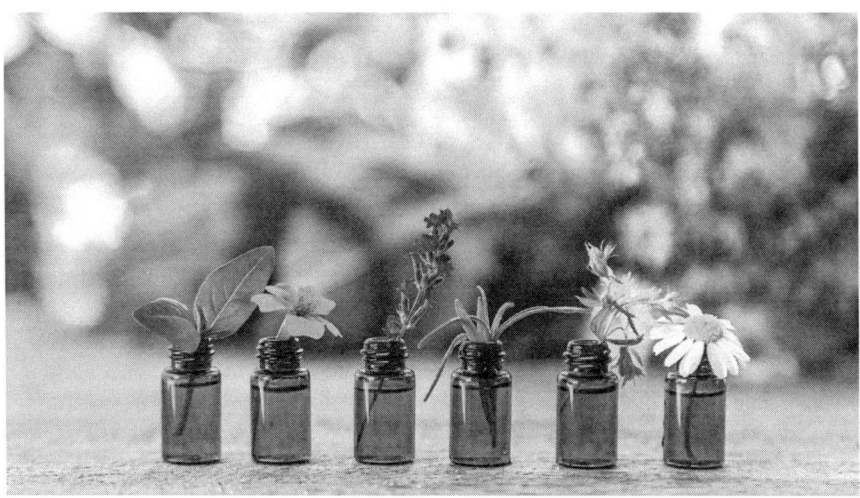

¿Cómo se obtiene un aceite esencial?

Dependiendo de la planta y el tipo de aceite que se desea obtener, se utilizan diferentes métodos de extracción, como la destilación, el prensado en frío y la extracción con solventes. Aunque la mayoría de los aceites esenciales se obtienen principalmente por destilación y prensado en frío, comprender cómo se elaboran estos aceites es fundamental para valorar su calidad y eficacia en distintas aplicaciones. A continuación los explicaré brevemente.

Proceso de destilación

Este proceso es muy sencillo, por lo que no requiere una alta infraestructura tecnológica. Es un proceso similar a la obtención del té: el aceite se extrae de la materia vegetal, que pueden ser las raíces, los tallos, las hojas, las flores o, incluso, la planta completa. Esa materia se coloca en un contenedor a través del cual pasa vapor de agua, el cual la calienta y libera los aceites esenciales volátiles. Después, estos se condensan mediante un sistema de enfriamiento, y el líquido que se obtiene se filtra para eliminar cualquier partícula sólida, lo que produce un aceite esencial puro y potente.

Prensado en frío

Este método es el utilizado para extraer los aceites de las plantas de los cítricos.

En lugar de someter la materia vegetal al vapor, lo que se hace es rayar la cáscara de estos cítricos, que luego exprimen para obtener el aceite esencial. Este proceso se realiza en frío, ya que el calor provocaría la pérdida de las propiedades del aceite.

Extracción con solventes

Por último, hay algunos aceites aromáticos que no son propiamente aceites esenciales, sino *absolutos*, como el jazmín o la vainilla. Estos siguen un proceso de extracción un poco más complicado: la parte correspondiente de la planta se diluye en alcohol. Posteriormente, esta dilución es sometida a destilación para la obtención del aceite esencial.

¿Cómo se asegura la calidad de un aceite esencial?

Una vez se obtiene el aceite en el lugar de origen, se somete a una serie de pruebas rigurosas para garantizar su calidad y pureza.

Entre las más importantes, se encuentran la cromatografía de gases, la espectrometría de masas y la fase de cultivo. Además, expertos en el área verifican que los aceites cumplan con las especificaciones requeridas.

Cromatografía de gases y espectrometría de masas

Estas técnicas permiten analizar la composición molecular del aceite y detectar adulteraciones o posibles contaminaciones con algún metal pesado o herbicida.

Desafortunadamente, en el mercado de los aceites esenciales existen algunos adulterados. Un ejemplo muy común es la sustitución de la melisa por el *lemongrass*. La melisa es un aceite muy valioso y difícil de extraer, ya que debe destilarse en menos de una hora después de haber sido cortada, lo que lo convierte en un producto caro. Por este motivo, y debido a la similitud de su aroma con el del *lemongrass*, algunas empresas alteran este último —añadiendo algún compuesto característico de la melisa— y lo venden como si fuera melisa.

Mediante estas pruebas, al analizar el perfil bioquímico del aceite esencial, se detecta cualquier tipo de cambio o adulteración —como en el ejemplo— y se descartan los aceites que no sean puros.

Fase de cultivo

Otra prueba común es someter al aceite esencial a una fase de cultivo.

En el procedimiento, se toma una muestra del aceite y se analiza en cajas o placas de Petri. Esta se introduce en campanas de cultivo que cumplen con condiciones de humedad y temperatura idóneas para que cualquier organismo, ya sea bacteria u hongo, que exista en el aceite crezca y se pueda detectar si ese aceite esencial está o no contaminado. Si lo estuviera, ese lote no debería embotellarse.

La mayoría de los aceites esenciales se producen en países en desarrollo, donde la agricultura desempeña un papel fundamental. Por ello, es crucial que los aceites esenciales que adquieras tengan una estrategia de proveeduría transparente, que no solo evite efectos dañinos en su entorno, sino que también contribuya al bienestar de las comunidades productoras.

Para garantizar calidad y responsabilidad, es recomendable eliminar los intermediarios que sacrifican la calidad del producto en favor de las grandes compañías y apoyar a los productores pequeños, que dedican tiempo y esfuerzo a cultivar esas plantas en las mejores condiciones. Aparte, es esencial que los trabajadores que participen en la cadena de producción tengan condiciones laborales óptimas sin la intervención de intermediarios que los exploten.

Los aceites que recomiendo cumplen con estas características que, para mí, son esenciales, lo que garantiza que, al elegir estos productos, estás contribuyendo al bienestar de comunidades en desarrollo, sin afectar negativamente al medio ambiente ni a los productores locales.

En definitiva, es vital que los aceites que uses estén aprobados por organismos reguladores para asegurar la calidad, pureza y eficacia.

Rodrigo Aladro

¿Cómo debo usar los aceites esenciales?

Es importante saber que los aceites esenciales se pueden aplicar de distintas maneras: aromática, tópica o interna.

A continuación, encontrarás los métodos y las cantidades que servirán de referencia a lo largo de toda la guía. Este apartado será la base para aplicar correctamente los aceites, por lo que puedes regresar a consultarlo siempre que lo necesites.

Uso aromático

Esta modalidad requiere normalmente el uso de un difusor. Estos difusores no deben calentar el aceite, ya que estos perderían muchas de sus propiedades beneficiosas. Lo recomendable es que se difundan a través de una columna de agua en micropartículas —la cual produce el difusor— que transporta y difunde las partículas de aceite en el ambiente. Se deben introducir de 4 a 6 gotas del aceite o de los aceites seleccionados en el difusor. Al encenderlo, se difundirán los aceites aromáticamente en el espacio.

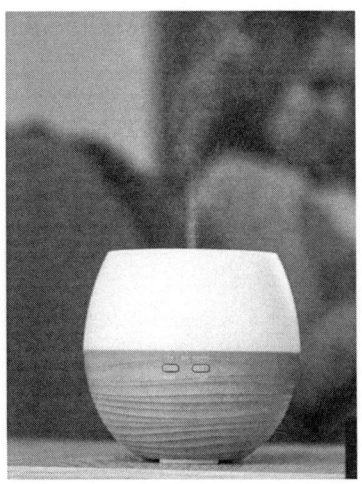

Contrario a lo que algunas personas pueden llegar a pensar, el aroma de los aceites esenciales tiene un gran efecto en las mascotas, ya que ellos cuentan con más receptores olfativos que nosotros;

se estima que los perros tienen cincuenta veces más receptores olfativos que el humano, y los gatos alrededor de catorce veces más.

Los aceites esenciales llegan a través del bulbo olfatorio al sistema límbico del cerebro, el cual influye en el hipotálamo para estimular diferentes glándulas del cuerpo. Estas glándulas forman el sistema endócrino, que se encarga de equilibrar el cuerpo: se liberan ciertas sustancias que bajan la presión sanguínea, otras que aceleran el ritmo cardíaco, etc. De esta manera, aseguramos que los aromas influyen en nuestro cuerpo y en el de nuestras mascotas para generar bienestar.

Además, en los perros y en los gatos está muy desarrollada la *memoria olfativa*, es decir, cuando un olor nos transporta a un recuerdo. Por ejemplo, si el animal relaciona que el olor a tocino le recuerda a un sabor rico y le provoca hambre, probablemente empiece a salivar en cuanto huela su aroma. De la misma manera, esto podemos lograrlo con los aceites esenciales. Por ejemplo, si el aceite esencial de lavanda le recuerda a un momento en el que estaba en un lugar tranquilo, generará esa misma emoción en él cuando lo vuelva a oler.

Rodrigo Aladro

▌ Dato de suma importancia

Deabido a la alta cantidad de receptores olfativos que poseen los perros y los gatos, la primera vez que uses los aceites con tu mascota debes tener cuidado de no generar una exposición demasiado intensa, ya que puede causarles malestar o incomodidad. Normalmente, la primera vez que abras un aceite esencial frente a tu perro o gato reaccionarán con cierta repulsión debido a la intensidad del aroma.

Es frecuente que los dueños mencionen que «a las mascotas no les gustan los aceites esenciales». Sin embargo, es importante considerar cómo se introducen esos aceites. Si la única vez que intentas usarlos es en un momento de frustración o prisa, es natural que tu mascota los asocie con una experiencia negativa o con tu partida.

Por lo tanto, para evitar o corregir esta reacción, es esencial que presentes los aceites de manera calmada, en momentos donde tu mascota esté relajada y disfrute de tu compañía. Es fundamental que asocien el aceite esencial con bienestar o calma, y un buen método para reforzar esta asociación es premiar a tu mascota con caricias o recompensas. Si en el pasado se generó una asociación negativa, siempre puedes corregirlo. Reintroduce los aceites con paciencia y refuerza las experiencias positivas. Las mascotas no guardan rencor, y con el tiempo lograrás que los aceites esenciales sean bien recibidos.

Aplicación y cantidades

Difusor:

Siempre recomiendo echar únicamente de 4 a 6 gotas de aceite/s en el difusor y usarlo en una habitación con ventilación. Es importante que dejes alguna puerta abierta para que tu perro o gato tenga libertad de entrar y salir, y no se sienta saturado por el aroma.

Algodón impregnado:

Otra forma de usarlo aromáticamente es impregnando un algodón con el/los aceite/s esencial/es y con un poco de fraccionado de coco para que no se evapore demasiado rápido. Este se puede colocar frente a un ventilador para esparcir el aroma por todo el espacio.

Atomizador:

Por último, puedes mezclar, en un atomizador, agua con gotas de aceite/s esencial/es y pulverizarlo en el ambiente o en un paño, que podrás dejar colgado en el espacio que desees.

Atomizador de 100 ml	25 gotas
Atomizador de 250 ml	45 gotas*

*Al rociarse en el ambiente, puedes variar las cantidades, pero respetando el rango de 25 a 45 gotas.

Todos estos métodos son muy útiles y beneficiosos para usarlos en caballerizas, parideros de perros o gatos, o en clínicas veterinarias. La difusión de estos aromas ayudarán a las mascotas a relajarse ante situaciones de estrés y enfermedad.

Ningún aceite utilizado de manera aromática puede causar daño a perros o gatos, siempre y cuando se respeten las precauciones mencionadas.

Uso tópico

Con este modo de aplicación, es necesario establecer una distinción según se utilice en perros o en gatos.

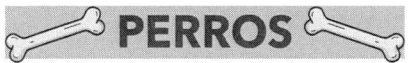 **PERROS**

Dilución

En perros, debes utilizar entre 24 y 30 gotas de aceite/s esencial/es por cada 20 ml de aceite fraccionado de coco o de aceite diluyente. Si tu perro pesa menos de dos kilos, tiene menos de tres meses o está en una edad muy avanzada, recomiendo empezar la aplicación de los aceites con la mitad de las gotas. Entonces, en estos casos, empezarías con una mezcla que lleve entre 12 y 15 gotas de aceite/s esencial/es y 20 ml de aceite fraccionado de coco.

Aplicación

Yo recomiendo siempre aplicarlos detrás de las orejas, sobre todo en casos relacionados con el bienestar emocional, otitis o problemas de comportamiento. De esta manera, se cumplen dos funciones: la absorción tópica y la inhalación. Además, este lugar es idóneo, ya que no puede lamerlo, por lo que el aceite permanecerá más tiempo.

Otros lugares pueden ser la nuca y la columna o la zona que se esté tratando de beneficiar. Por ejemplo, si es un problema respiratorio se aplicará en el pecho, si es digestivo en el abdomen, si es renal en la parte más alta del abdomen, si es muscular o un de dolor de huesos, como la artritis, en el lugar donde está teniendo los dolores. Pero recuerda: para el uso tópico, los aceites esenciales deberán estar siempre bien diluidos.

Aceites dañinos

Prácticamente, en perros se pueden utilizar todos los aceites de manera tópica, con excepción de la gaulteria[1] y la melaleuca o árbol de té, ya que tienen compuestos que, ingeridos, pueden ser tóxicos. Se podrían llegar a usar, pero con mucho cuidado, aplicándolo de forma diluida y en zonas donde no puedan acceder con la lengua.

---

1   Importante: ten en cuenta que existen mezclas para dolores musculoesqueléticos que contienen gaulteria.

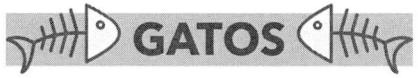

GATOS

Dilución

En gatos, siempre se reducirán las cantidades a la mitad.

Los gatos carecen de una enzima llamada «glucuronil transferasa», por lo que su organismo no puede metabolizar ciertas sustancias. Esto no solo pasa con los aceites esenciales; les ocurre incluso con los medicamentos anestésicos, los cuales también son muy distintos a los de los perros.

Por lo tanto, en gatos «normales»: entre 12 y 15 gotas del/de los aceite/s seleccionado/s por 20 ml de fraccionado de coco; en el caso de gatos menores a los tres meses, en edad avanzada o de menos de dos kilos, se reduce esa dilución a la mitad: entre 6 y 8 gotas por cada 20 ml de aceite fraccionado de coco.

Dependiendo de cada caso, puedes llegar a usar diluciones más concentradas en tu mascota, pero siempre te recomiendo empezar de menos a más. Es decir, debes comenzar con las diluciones mencionadas y, posteriormente, al conocer el comportamiento y estado de tu mascota, podrías incrementar en caso de ser necesario.

Aplicación

En gatos, el mejor lugar para aplicar los aceites es también detrás de las orejas, aunque también en la barbilla. Cabe la posibilidad de que tu gato pase la pata por la zona y la lama, por lo que recomiendo poner poca cantidad y frotar hasta que se absorba.

También puedes aplicarlos en la zona afectada. Por ejemplo, si es un problema digestivo en el abdomen; en casos de dolores musculares o articulares, en la zona a tratar. Lo importante es que se administren las cantidades adecuadas y se frote el aceite hasta su absorción.

Aceites dañinos

Los mismos aceites que en los perros: ni el aceite de árbol de té o melaleuca ni la gaulteria[2]. Pero, además, tampoco puedes usar los aceites cítricos, ya que algunos de sus compuestos bioquímicos pueden ser tóxicos para los gatos si los ingieren.

Otros aceites, llamados «aceites calientes», como pueden ser la casia, la canela, la pimienta, el orégano y el tomillo, siempre hay que diluirlos lo máximo posible y tener mucho cuidado de que no les caigan directamente en la piel, porque a los gatos les causan irritación.

Tanto en perros como en gatos, hay una regla que debes tener muy clara:

Al utilizar aceites esenciales, es más efectivo aplicar poca cantidad varias veces al día que mucha una sola vez al día. En medicina, esto se denomina «biodisponibilidad», es decir, el grado y la velocidad con que un medicamento se distribuye y actúa. Por este motivo, por ejemplo, los humanos debemos ingerir los medicamentos cada ocho horas, porque después se va metabolizando y se va perdiendo el efecto. Con los aceites esenciales ocurre lo mismo. En gatos es más importante que lo tengas presente, por la deficiencia de la enzima que tienen. Así que recuerda: menos es más.

2   Ni mezclas que contengan este aceite, como las mezclas para dolores musculoesqueléticos, mencionadas anteriormente.

Resumen de la aplicación tópica:

Perros < 2 kg Menores de tres meses En edad avanzada	De 12 a 15 gotas del aceite o de los aceites esenciales seleccionados en 20 ml de fraccionado de coco.
Resto de perros	De 24 a 30 gotas del aceite o de los aceites seleccionados en 20 ml de fraccionado de coco.

Gatos < 2 kg Menores de tres meses En edad avanzada	De 6 a 8 gotas del aceite o de los aceites esenciales seleccionados en 20 ml de fraccionado de coco.
Resto de gatos	De 12 a 15 gotas del aceite o de los aceites seleccionados en 20 ml de fraccionado de coco.

Uso interno

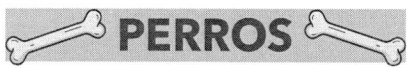 **PERROS**

Los aceites esenciales no se ingerirán directamente, sino mediante cápsulas vegetales, con mínimas excepciones, como el incienso, la copaiba y el vetiver. Estas están hechas a base de polímeros de celulosa, por lo que no provocan ningún efecto nocivo en perros.

Modo de aplicación

Deberás colocar dentro de la cápsula una o dos gotas del aceite esencial y una, dos o más gotas de aceite fraccionado de coco o de aceite de oliva. Esto servirá para diluir la mezcla y que se absorba mejor. Además, en caso de que ocurriera un accidente y se rompiera la cápsula dentro de la boca de tu perro, los aceites esenciales estarían, al menos, un poco diluidos, lo que reduciría la intensidad del aceite esencial en su hocico.

Cantidad

Perros < 10 kg	Máximo 3 gotas de aceite al día: una por cada cápsula.
Perros > 10 kg	Hasta 6 gotas al día: dos por cada cápsula.

Es aconsejable administrárselas después de la comida.

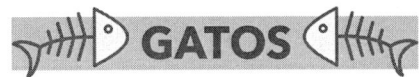 **GATOS**

Dado que en gatos no se pueden usar internamente los aceites, hay un método muy eficiente para proporcionárselos: a través del arenero. De esta forma, olerá su aroma y lo absorberá a través de sus almohadillas. Para ello, se recomienda utilizar el bicarbonato de sodio como vehículo. Deberás preparar media taza de bicarbonato de sodio y añadirle entre 3 y 6 gotas del/de los aceite/s que desees aplicar. Por ejemplo, si tienes un gato estresado, puedes usar un difusor con unas gotas de aceite esencial, añadirle también aceite emocional detrás de las orejas y, además, puedes reforzar el efecto preparando una mezcla de 6 gotas de, por ejemplo, lavanda en media taza de bicarbonato de sodio. Cada mañana, esparce una o media cucharadita de esa mezcla por el arenero. De esta manera, le proporcionarás a tu gato los aceites esenciales de una forma segura.

Para perros y gatos

Otra manera interna de pro-
porcionarles alternativas naturales provenientes de plantas
y marcas de aceites esenciales
de alta calidad es el uso de suplementos y/o probióticos. De
estos últimos, debes evitar los
probióticos en polvo, ya que
la mayoría de estos contienen
xilitol y eritritol, dos azúcares
que pueden ser tóxicos para
nuestra mascota.

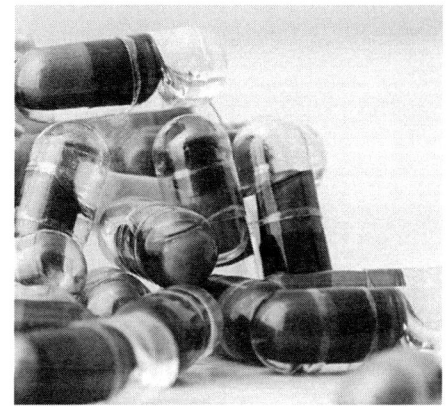

Estas alternativas pueden ser administradas tanto a perros como
a gatos, dado que no contienen aceites esenciales que puedan
afectar a nuestros felinos. En la marca de aceites esenciales que
recomiendo, existe una mezcla única de extractos de incienso de
la India, de cúrcuma, de jengibre, de té verde, de semilla de uva y
de granada, que aporta cantidades considerables de antioxidantes y polifenoles. Esta mezcla de hierbas y extractos tiene efectos
considerables y beneficios, sobre todo para apoyar problemas y
dolores articulares y de inflamación crónica en los organismos. Yo
recomiendo administrar —junto a la comida— una cápsula diaria por
periodos de 7 a 15 días para apoyar en las dolencias musculares
y óseas de nuestras mascotas, independientemente del peso. En
ciertos casos, se puede extender el uso de estos suplementos por
lapsos mayores. Por ejemplo, puedes usarlo durante dos meses,
descansar uno y volver a proporcionarlo por dos meses más; así
hasta seis meses.

Los probióticos sugiero se administren antes de los alimentos para
que encuentren un medio libre y sin impedimentos para intentar
establecerse en el microbioma digestivo. Deberás administrar una

Rodrigo Aladro

capsula al día durante, al menos, 5 días, y se puede prolongar hasta 10. De manera preventiva, recomiendo repetir este tratamiento cada seis meses; también en los casos específicos que expondré en otros apartados.

A continuación, te dejo una tabla con el resumen:

	Perros	Gatos
Suplemento de polifenoles	1 cápsula diaria, junto a su comida, hasta por 7 días; casos crónicos más tiempo.	1 cápsula diaria, con alimentos, de 3 a 5 días.
Probióticos	1 cápsula diaria, antes de los alimentos, de 5 a 7 días. Cada 6 meses de manera preventiva.	1 cápsula diaria hasta por 5 días. Evitar polvos con azúcares como xilitol o eritritol. Cada 6 meses de manera preventiva.

Si empiezas aplicando las diluciones e indicaciones que te he recomendado, te va a resultar muy sencillo usar aceites esenciales y suplementos en tu mascota, y a ellos muy beneficioso.

Aceites para problemas digestivos

Es muy común que nuestras mascotas sufran problemas digestivos como diarreas, vómitos o gases excesivos, que generalmente se ocasionan por una deficiencia en la microbiota intestinal.

La alimentación juega un papel crucial en estos casos, por lo que antes de empezar a usar los aceites es importante que hagas un análisis de lo que ha estado comiendo tu perro o gato.

▌ Hazte estas preguntas:

- ¿Qué alimento le estoy dando?

- ¿Cómo le estoy alimentando?

- ¿Ha comido algo inusual o peligroso?

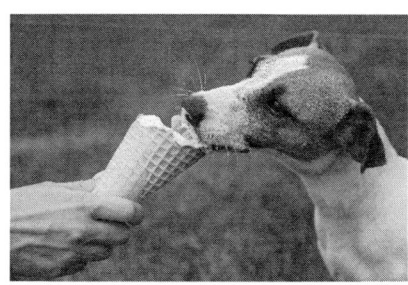

Rodrigo Aladro

Muchas veces, los responsables de estas afecciones somos los dueños. En la mayoría de las consultas personalizadas que realizo sobre salud gastrointestinal, encuentro que los perros o gatos que atiendo presentan antecedentes comunes. El primero, y con frecuencia el más difícil de corregir, es haber sido separados a una temprana edad de su madre, lo que genera una microbiota deficiente y los condiciona desde pequeños. Aunque es posible recuperar parte de la microbiota mediante la suplementación con probióticos o alimentos que promuevan su desarrollo, es imposible restituir completamente el valor y la riqueza natural que se adquiere a través del calostro y la crianza por parte de la madre. Por ello, siempre que sea posible, es recomendable permitir que la crianza inicial quede a cargo de la madre. Asimismo, es recomendable recurrir, al menos cada seis meses, a la suplementación con probióticos y prebióticos, ya sea a través de alimentos que los promuevan o mediante fórmulas concentradas.

El segundo antecedente, muy frecuente, es una alimentación inadecuada por excesos: de golosinas, comida preparada, cantidad, sales, azúcares, grasas, etc. Este comportamiento no solo provoca problemas digestivos, sino también enfermedades metabólicas degenerativas, problemas dentales, trastornos de comportamiento, ansiedad alimentaria, entre otros; en conjunto, se deteriora la salud de nuestras mascotas.

Después de realizar este análisis, debes tener en cuenta en qué casos es necesario tener precaución cuando presentan problemas digestivos:

▌Vómitos

En el caso de los cánidos, como los perros, coyotes o lobos, el vómito puede ser un comportamiento natural. Los perros tienen la capacidad de regurgitar de manera voluntaria la comida que acaban de comer, debido a que parte de su esófago está compuesto de músculos esqueléticos que funcionan de manera similar a un brazo, una mano o un dedo. Esto les permite vomitar cuando lo necesitan, por ejemplo, para alimentar a sus cachorros cuando están en manada. Por lo tanto, que tu perro vomite no siempre es síntoma de un problema digestivo grave, sino más bien una señal de que algo no está bien. No debes alarmarte si tu perro vomita ocasionalmente, en especial si lo hace tras ingerir alguna planta o hierba que le ha causado malestar.

En el caso de los gatos, el vómito también puede ser solamente un signo y no por fuerza un síntoma relacionado a un desequilibrio en su salud. Estos suelen vomitar cuando ingieren demasiada comida, cuando comen plantas, en ocasiones, por el cambio de alimentación y para expulsar bolas de pelo. Sin embargo, estos vómitos no deberían ser frecuentes, sino de manera ocasional. Si, por el contrario, se presentan de manera constante y acompañados de otros malestares o cambios en el comportamiento, será necesaria una revisión más aguda para descartar posibles enfermedades.

Diarrea

Es fundamental prestar atención al estado de las heces de tu mascota: si tiene diarrea o si sus heces son duras y consistentes. Debes ser muy observador para identificar las posibles causas. Si observas parásitos (como pequeños gusanos), deberás recurrir a una desparasitación adecuada. Si notas mucosidad, podría ser un signo de irritación intestinal. Si encuentras alimentos sin digerir acompañados de agua, probablemente sea una diarrea mecánica. Sin embargo, si ves sangre en las heces, esto podría señalar un problema estomacal que requerirá la intervención de un veterinario para descartar una infección grave.

Recomendaciones para evitar problemas digestivos

Mantén una correcta hidratación

Es importante que tu mascota esté bien hidratada. Asegúrate de que siempre tenga agua limpia a su disposición. Después de paseos largos o con excesivo calor, puedes complementar su agua con electrolitos (los mismos que se venden para humanos). Lo recomendable es llenar un tercio de su recipiente de electrolitos y el resto de agua potable, pero debes usar un recipiente de plástico, ya que los electrolitos pueden desionizarse en platos de acero.

Evita malos hábitos alimenticios

Aparte de evitar los excesos, como he comentado anteriormente, recuerda que tu mascota no es una basura ni una aspiradora. No

Rodrigo Aladro

debes darle las sobras de la casa ni permitirle que se coma lo que se cae al suelo. Esto no solo fomenta malos comportamientos al asociarte con comida en cualquier momento, sino que también provoca un desorden en su rutina alimentaria y puede sobrecargar su estómago. Tampoco debes premiarles excesivamente; solo en momentos específicos como recompensa por un trabajo mental o un comportamiento adecuado. Asimismo, procura que los premios sean lo más saludables posible; en ocasiones, son parte muy importante de la ingesta de nuestras mascotas y no prestamos atención a la cantidad y mala calidad de los que les suministramos.

Aunque todo lo hagas con intención de mimar a tu mascota, estás perjudicándole indirectamente.

Evita cambios en la alimentación

Es aconsejable no realizar cambios bruscos o frecuentes en la dieta de tu mascota. Cada cambio debe ser gradual para no provocarle diarreas mecánicas. Encuentra el alimento que mejor se ajuste a las necesidades de tu mascota, ya sea un alimento comercial o hecho en casa, dependiendo de tus posibilidades financieras, tiempo y disponibilidad.

Cuándo cambiar su alimentación:

Si tu mascota tiene problema de gases, es posible que algún ingrediente de su comida no le esté sentando bien, por lo que deberás considerar cambiarlo. El pelaje es un buen indicador de cómo la dieta está afectando la salud de tu mascota, cómo está absorbiendo los nutrientes.

Recuerda que una alimentación adecuada es fundamental para cualquier tratamiento, ya sea con aceites esenciales o con medicina convencional. Acuérdate de lo que dice el dicho: «somos lo que comemos»; lo mismo aplica para tu perro o gato.

Aplicación de aceites esenciales

Los aceites esenciales son aliados poderosos para tratar problemas digestivos, siempre que no sean graves.

Para apoyar la salud digestiva de tu mascota, sugiero utilizar una combinación de suplementos y aceites esenciales, tanto en perros como en gatos. A continuación te detallo cuáles son.

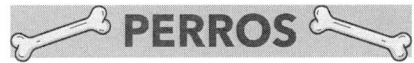 **PERROS**

- **Mezcla digestiva de aceites esenciales**: cada cápsula contiene **alcaravea**, **jengibre**, **menta**, **cilantro**, **estragón**, **hinojo** y **anís**. Ayuda a mejorar la digestión, reducir gases y normalizar la motilidad intestinal. Es útil tanto para la diarrea como para la constipación, ya que regula los procesos digestivos.

  - **En perros menores de 10 kg**: 1 cápsula vegetal con 1 gota de la mezcla digestiva y 1-2 gotas de aceite de coco fraccionado o de aceite de oliva.

  - **En perros mayores de 10 kg**: 2 gotas de la mezcla digestiva con 2 o 3 gotas de aceite de coco fraccionado o de oliva.

Puedes dar hasta 3 cápsulas al día.

- **Otros aceites**:

  - **Jengibre**
  - **Menta** > Excelentes para tratar problemas digestivos

  - **Mejorana**. Ayuda en los procesos digestivos.

Rodrigo Aladro

- **Copaiba**. Regula el sistema digestivo y equilibra el organismo sin efectos psicotrópicos.

- **Cilantro**. Especialmente útil cuando hay sospecha de haber ingerido sustancias tóxicas, ya que desintoxica.

- *Lemongrass* **(limoncillo)**. Útil en casos de alergias o intolerancias alimentarias.

Para perros de más de 10 kg, puedes crear cápsulas con hasta tres de estos aceites esenciales (una gota de cada) y alternar su uso durante el día, por ejemplo: menta, cilantro y copaiba. Para casos más complicados, se pueden administrar hasta tres cápsulas al día. Si tu perro pesa menos, haz la mezcla previamente y, de esa mezcla, rellena la cápsula con una sola gota.

Aceite esencial de limón. Ayuda a limpiar el sistema digestivo. Puedes añadir una gota de aceite esencial de limón por cada dos litros de agua. Utiliza un recipiente de acero inoxidable para evitar la interacción de los cítricos con plásticos. Si tienes gato en la casa, evita esta práctica, ya que los cítricos no son recomendables para ellos.

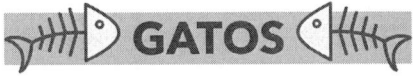

GATOS

Los aceites esenciales deben aplicarse de forma tópica en gatos, ya que no se recomienda su uso interno. Usa un atomizador o un *roll-on* con diluciones de 12 a 15 gotas del/de los aceite/s esencial/es en 20 ml de aceite de coco fraccionado. Aplica en el abdomen cada 4-6 horas.

Estas diluciones pueden ser también mezclas de varios aceites esenciales o la mezcla digestiva que comenté anteriormente en el apartado de perros.

Te sugiero la siguiente mezcla: 8 gotas de menta, 8 de limoncillo y 8 de copaiba en 20 ml de aceite de coco fraccionado. Aplica poco de esta mezcla en el abdomen de tu gato cada 4-6 horas, y no te olvides de frotarla hasta que se absorba.

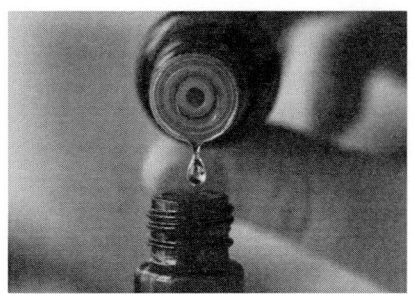

Verás que los efectos externos son igualmente efectivos para solucionar problemas digestivos; en gatos, es la única forma de ayudarle con afecciones gastrointestinales.

▌Para perros y gatos

- **Mezcla protectora:**

  Si sospechas de una infección en tu perro o gato, puedes usar esta mezcla, que contiene aceites de **canela**, **clavo**, **eucalipto**, **romero** y **naranja silvestre**.

  Puedes alternar esta mezcla con la mezcla digestiva mencionada anteriormente del siguiente modo: por la mañana, aplica la mezcla digestiva en el vientre de tu mascota, y a media mañana, haz lo mismo con la mezcla protectora. Luego, repite la aplicación con la mezcla digestiva y posteriormente con la protectora, y así sucesivamente. Puedes realizar este procedimiento hasta tres veces al día.

  - **Cantidad para gatos:** 6-8 gotas diluidas en 20 ml de aceite de coco fraccionado.

  - **Cantidad para perros:** hasta 20 gotas diluidas en 20 ml de aceite de coco fraccionado.

Aplica esta mezcla en el abdomen de tu perro o gato o en sus almohadillas. También puedes difundirla en el ambiente para fortalecer el sistema inmune.

Los aceites esenciales podrán solucionar eficazmente problemas comunes como la diarrea mecánica, la indigestión o el malestar por consumo de alimentos en mal estado. Por eso, siempre recomiendo tener a mano los aceites que he nombrado, para ayudar a tu mascota con el más adecuado.

No obstante, si después de 24 o 36 horas máximo no notas mejoría, es importante acudir al veterinario por dos razones: primero, para evitar que se deshidrate; y segundo, para descartar enfermedades graves como parvovirosis, distemper o leucemia felina.

Suplementos para perros y gatos

Probióticos

Los probióticos son fundamentales para mantener la salud digestiva y reforzar la inmunidad. La tendencia mundial de «healthy gut» (tripa saludable) destaca la importancia de una microbiota intestinal equilibrada. La inmunidad que tengamos en la microbiota intestinal no solo va a ayudar a cuidar al sistema digestivo, sino en general a todo el organismo. En nuestras mascotas, aunque su sistema digestivo es más resistente que el nuestro, la microbiota puede verse afectada por factores como el agua con cloro, la ingesta de heces o incluso al masticar objetos inadecuados. Además, también es importante reforzar la microbiota que han adquirido de cachorros a través del calostro. Cuando los desparasitamos, muchas veces se desprende mucosa del sistema digestivo, por lo que es necesario restaurar esa parte.

¿Cuáles recomiendo?

Debes elegir probióticos con al menos cinco mil millones de Unidades Formadoras de Colonias (UFC). Los UFC son microorganismos vivos presentes que restablecen el equilibrio de la flora intestinal y fortalecen el sistema inmune.

- **Formato**. Existen probióticos en cápsulas o en polvo. Si te cuesta lograr que tu mascota ingiera la cápsula, puedes usar la última opción. Yo recomiendo unas cápsulas que combinan prebióticos y probióticos. Los primeros preparan y adecuan la llegada y alimentación de los segundos, lo que hace más eficiente su ingesta. Respecto a los que se presenten en polvo, hay que evitar aquellos que contengan xilitol o eritritol. Probablemente encuentres otros formatos; lo importante es que cumplan con un buen número de UFC y no incluyan alcoholes edulcorantes.

- **Frecuencia**. Recomiendo administrar probióticos cada seis meses durante diez días consecutivos. Si tu mascota presenta diarrea, administra los probióticos de inmediato y extiende su uso por 2 o 3 días. Debes notar mejoría en 24-36 horas.

Enzimas digestivas

Son un apoyo adicional para ayudar a descomponer los alimentos y mejorar la digestión. Este suplemento debes utilizarlo cuando tu mascota presente indigestión —si, por ejemplo, comió demasiada cantidad o algo que no debía— o problemas digestivos leves, siempre que no sean infecciones o virus.

Las que recomiendo no contienen aceites esenciales, sino diez enzimas digestivas[3], por lo que son seguras tanto para perros como para gatos.

3   Proteasa, papaína, amilasa, lipasa, lactasa, alfa galactosidasa, celulasa, sacarasa, mezcla de enzimas anti gluten y glucoamilasa, además de una mezcla de hojas de menta, raíz de jengibre y semilla de alcaravea.

Rodrigo Aladro

Cantidad: en perros puedes proporcionar 1 cápsula diaria hasta por 3 días; y en gatos, solo en casos excepcionales, una sola cápsula por episodio.

En resumen, es esencial que dediques tiempo y analices el tipo de alimento que proporcionas a tu mascota. Más allá de cualquier otra herramienta, la alimentación es el recurso más valioso para promover su bienestar. Encuentra la dieta que mejor se ajuste a tu estilo de vida, presupuesto y necesidades de tu mascota, priorizando siempre su bienestar y cuidando de no caer en los excesos. Utiliza los aceites esenciales de acuerdo con las indicaciones mencionadas, asegurando un uso seguro y responsable. Asimismo, considera incluir probióticos y enzimas digestivas en su dieta para favorecer una buena salud intestinal.

Aceites esenciales para problemas respiratorios

En este capítulo se expondrá qué aceites pueden usarse para tratar problemas respiratorios comunes en gatos y perros. Como siempre, se abordará de manera general para que sepas cómo atender ese tipo de situaciones de manera básica.

¿Qué consideramos un problema respiratorio?

Un problema respiratorio abarca cualquier dificultad en cualquier parte del sistema respiratorio: nariz, garganta, laringe, tráquea y pulmones. Los signos o síntomas más comunes que podrías notar incluyen:

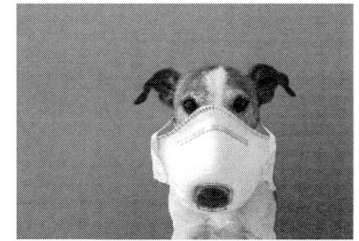

Rodrigo Ajadro

- Tos persistente.

- Ruidos anormales al respirar, como si algo estuviera atorando la garganta.

- Estertores: se oye cada vez que respiran cuando hay mucosidad en los pulmones.

- Encías pálidas o azuladas, lo que indicarían una deficiencia de oxígeno. Si observamos esto y nuestra mascota presenta también otro problema respiratorio, acude inmediatamente a un médico veterinario, ya que podría ser grave.

Problemas respiratorios comunes

La mayoría de los problemas respiratorios en perros y gatos se deben a resfriados, tos, alergias respiratorias o asma. En algunos casos, es común que consecuentemente se les inflame la garganta y les duela, lo que puede provocar que dejen de comer. Los problemas respiratorios leves, como pequeñas irritaciones de las mucosas causadas por enfriamientos o cambios de temperatura, suelen responder bien al uso de aceites esenciales, mostrando resultados muy rápidos.

Aplicación de aceites esenciales

Los aceites esenciales pueden ayudar a nuestras mascotas con estos problemas respiratorios leves.

Nuestro principal aliado será el difusor, ya que la inhalación es la mejor vía para tratar estas afecciones. Aunque también será eficaz aplicarlos de manera tópica, tanto a perros como a gatos.

- **Mezcla de fácil respiración.** Es la que más recomiendo. Contiene menta, laurel, eucalipto, árbol de té, limón, cardamomo, ravintsara y ravensara, aceites que abren las vías aéreas. Te aconsejo que la uses en perros, ya que, generalmente, funciona mejor.

- **Mezcla reparadora de aire.** Generalmente, funciona mejor en los gatos. Contiene litsea, mandarina, toronja, incienso y cardamomo.

- **Eucalipto, ciprés, sándalo, lavanda y tomillo.** Estos aceites son útiles para tratar la tos, especialmente cuando proviene de la parte superior del sistema respiratorio, como la tos seca, conocida como «tos de perro». Puedes aplicarlos combinados en formato mezcla o por capas, uno tras otro, con una base previa de aceite fraccionado de coco aplicada en pecho y cuello del animal.

- **Mezcla protectora.** Lleva **naranja silvestre, clavo, canela, eucalipto** y **romero**. Es excelente para fortalecer el sistema inmunológico.

Aplicación y cantidades

Coloca de 4 a 6 gotas en el difusor —de los que duran cuatro horas— y alterna entre **mezclas respiratorias** y **protectoras** durante todo el día. Puedes empezar por la mañana con una de estas mezclas y a las 4 horas, cuando se haya dispersado, introducir la otra. Esto ayudará al organismo de tu mascota a atacar la complicación desde diferentes ángulos.

También puedes aplicar una mezcla tópica en el pecho, garganta o barbilla. Por ejemplo, la mezcla más efectiva para aliviar la tos es **ciprés, sándalo, tomillo** y **lavanda**. Estos puedes alternarlos con aceite esencial de eucalipto o, si falta de alguno de los anteriores, este puede suplirlo.

- **Dilución para perros:** 6-8 gotas de cada uno de estos aceites en 20 ml de aceite fraccionado de coco cada 6 horas. Puedes variar la cantidad de gotas de cada aceite, pero nunca superar las 32 en total. Del tomillo, te recomiendo no aplicar más de 6 gotas a la mezcla, ya que es un aceite «caliente», un aceite fuerte que puede generar una sensación de ardor e irritación.

- **Dilución para gatos:** 4 gotas de ciprés, sándalo y lavanda y 3 de tomillo en 20 ml de aceite fraccionado de coco. En gatos no se deben superar las 15 gotas, y recuerda que debes frotar hasta que su piel absorba la mayoría de la mezcla.

Paralelamente, tanto en perros como en gatos, puedes usar el difusor con las mezclas que te mencioné anteriormente.

Rodrigo Aladro

Advertencias

- Evita los cambios de temperatura y los baños durante la aplicación para no empeorar el estado de tu mascota.

- Si en 24-36[4] horas no notas que mejora con los aceites esenciales, acude al veterinario.

- Si tu mascota presenta un problema más grave, podría tratarse de un problema infeccioso o viral. Puede ser, incluso, moquillo —también llamado distemper—. En el caso de los gatos, puede tratarse de leucemia felina.

Mascota vacunada, prevención garantizada

Es fundamental recordar que los esquemas de vacunación veterinarios recomendados en la mayoría de los países incluyen la protección contra enfermedades virales con manifestaciones respiratorias. La eficacia de la vacunación ha sido ampliamente demostrada, aunque no es infalible. En este contexto, es importante destacar que en ningún caso se sugiere que el uso de aceites esenciales pueda sustituir la vacunación. Esta es esencial para proteger a nuestras mascotas, desde cachorros, contra enfermedades virales que pueden presentar síntomas respiratorios graves. Mi guía parte del supuesto de que, como dueño responsable, has seguido un calendario de vacunación completo y aprobado por un veterinario. Esto me permite suponer que los problemas respiratorios que podrías enfrentar serán aquellos para los cuales los aceites esenciales pueden ser un complemento de apoyo eficaz.

---

4   48 horas máximo, siempre que las encías no se vean pálidas o azules.

Aceites esenciales para problemas en la piel

La piel es el órgano más grande del cuerpo, y su función es proteger al organismo de cualquier agente externo que pueda dañarla. Por eso, esta debe ser resistente y cuidarse adecuadamente. El uso de aceites esenciales puede ser muy beneficioso para tratar problemas de piel en nuestras mascotas. Sin embargo, debes tener en cuenta que los problemas cutáneos tienden a ser difíciles de controlar y pueden llevar mucho tiempo para su corrección, por lo que la constancia y la paciencia en el uso de los aceites y los suplementos que te voy a recomendar son clave.

Aunque existen muchas variables, se expondrán los más comunes.

Problemas cutáneos comunes

Las evidencias más frecuentes son:

- *Hotspots* o puntos calientes. Son lesiones muy evidentes. Si son redondas, son lesiones provocadas por hongos. Algunas provocan la caída del pelo[5] de la zona afectada y se presenta una descamación seca; otras, por el contrario, son más grasosas y desprenden un olor rancio.

- **Otitis.** En ocasiones, la infección de oído proviene de un problema en la piel, que se demuestra o intensifica en el interior del pabellón auditivo por sus características y provoca esta inflamación de la oreja.

---

5 Es importante diferenciar entre las caídas de pelo causadas normalmente por problemas hormonales o endócrinos —las cuales son simétricas— y las que se encuentran en zonas específicas, como en este caso.

Rodrigo Aladro

- **Dermatitis por alergias.** A menudo, las alergias alimentarias se manifiestan en la piel, pero provienen de un problema digestivo. Es fundamental entender el concepto de «intestino permeable», que se refiere a una deficiencia en la microbiota intestinal. Esta condición puede causar huecos entre las células de la mucosa digestiva, lo que permite la entrada de sustancias y bacterias que afectan la salud inmunológica del organismo. Este factor es importante al tratar problemas dermatológicos, ya que, cuando hay afecciones cutáneas, a menudo hay una inmunodepresión encubierta, a su vez, proveniente de un microbioma deficiente.

¿Cómo detectarlos?

Cuando existe una lesión en la piel, hay un proceso inflamatorio, el cual provoca, normalmente, caída de pelo, enrojecimiento y comezón excesiva. Por eso, el primer síntoma que verás en tu mascota es que se rasca la zona frecuentemente. Si revisas con detalle, comprobarás el enrojecimiento y que le falta pelo en la zona. Segundo, por la inflamación y la depresión inflamatoria, estos procesos ocasionan que se pierda la barrera protectora de la piel y generalmente el sitio afectado estará invadido de hongos o de bacterias. Principalmente el iniciador son hongos, normalmente levaduras, que proliferan de manera acelerada. En muchas ocasiones, al verse condicionada la condición protectora de la piel aún más, se generan infecciones secundarias por bacterias que aprovechan el estado susceptible en que se encuentra la zona de piel afectada y también proliferan. Esto normalmente magnifica el cuadro y comienzan a aparecer más áreas afectadas. De esta manera, podrás identificar el problema en la piel de tu mascota.

Cómo abordar los problemas de piel

1. Cambia su dieta

El primer paso para mejorar la salud de la piel de tu mascota es cambiar la alimentación. Esto nos permitirá romper ese círculo vicioso que pueden tener la mayoría de los problemas cutáneos, ya que estos subsisten gracias a ciertos alimentos inadecuados.

Principalmente, te recomiendo dos dietas:

- **Dieta libre de granos (*grain free*):**

Esta dieta es accesible, ya que existe una amplia variedad de productos comerciales disponibles.

Uno de los motivos por los que recomiendo una dieta libre de granos es porque los niveles de control de calidad exigidos para los alimentos que contienen granos destinados a mascotas son menores que los requeridos para los alimentos humanos. Además, es muy frecuente el uso de pesticidas y herbicidas para la producción de esos granos, y buena parte de estas sustancias se mantienen hasta la presentación final de los alimentos. Estos contaminantes pueden disminuir la capacidad del sistema inmunológico a nivel digestivo y afectar las defensas del organismo, además de tener otros efectos colaterales dañinos.

Por otra parte, los granos contienen altas concentraciones de azúcares que alimentan a las levaduras, un tipo de hongo muy común que se sustenta principalmente de almidones y carbohidratos de muy fácil digestibilidad. Cuando tu perro o gato ingiere alimentos que ricos en azúcares o carbohidratos, se fomenta la proliferación de esas levaduras, las cuales afectan la piel del animal.

Por lo tanto, te recomiendo optar por aquellos alimentos que sean *grain-free* y que presenten un bajo porcentaje de carbohidratos y azúcares.

- **Dieta BARF (*Biologically Appropriate Raw Food:* alimentación cruda biológicamente apropiada):**

Rodrigo Aladro

Esta dieta se basa en alimentar a los perros y gatos con comida cruda, incluyendo carne, huesos, vísceras y vegetales. De esta manera, se les proporciona una alimentación más natural y menos procesada que la comida comercial, lo que es excelente para tratar los problemas de piel.

Esta dieta no es adecuada para todos, ya que requiere dedicar más tiempo y atención a la preparación de las comidas.

Si es factible para ti y es para atender un problema de piel, te recomiendo que optes por la variante **BARF cetogénica**, la cual reduce significativamente los carbohidratos, presentes en vegetales y frutas, y aumenta la proporción de grasas.

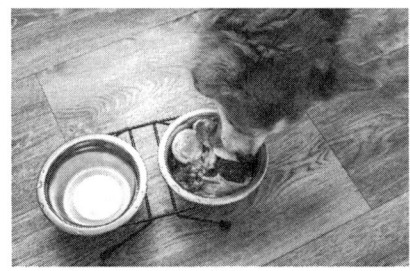

Es fundamental que te informes bien si deseas implementar este tipo de dietas BARF, ya que no todos los alimentos mencionados —como algunos vegetales y frutas— son seguros para las mascotas. Algunos pueden ser tóxicos y perjudiciales para su salud.

Por otra parte, sugiero añadir paulatinamente la cantidad y, sobre todo, los huesos a la dieta de nuestras mascotas para que no ocasionen problemas. Masticarlos o limpiarlos adecuadamente son habilidades que tendrán que perfeccionar si solo sabían comer concentrados, croquetas o piensos comerciales.

2. Usa probióticos

Los problemas de piel, como se ha visto anteriormente, están a menudo relacionados con una flora intestinal debilitada, ya que un desequilibrio en la microbiota puede comprometer el sistema inmunológico, provocar inflamación crónica y afectar la absorción de nutrientes esenciales. Por eso, es importante reforzar la flora intestinal con probióticos, tanto en perros como en gatos.

¿Cuáles recomiendo?

Los más beneficiosos son los probióticos que combinan una capa externa de prebióticos con una parte interna de probióticos. Los prebióticos son azúcares beneficiosos que alimentan a los probióticos, como los lactobacilos y las bifidobacterias, permitiendo que se reproduzcan y se potencie su efectividad dentro del sistema digestivo.

Toma: recomiendo administrar probióticos diariamente durante un mes. Puedes dárselos antes o junto con su primer alimento.

Si tu mascota se muestra reacia a ingerir la cápsula, considera usar las alternativas que te mencioné anteriormente.

El uso de probióticos ayudará a repoblar la microbiota intestinal, reforzar el sistema inmunológico y reducir la permeabilidad intestinal, lo que favorecerá la salud de la piel de nuestras mascotas.

3. Alivia su estrés

El estrés, frecuentemente subestimado por mis asesorados, es uno de los factores más comunes detrás de los problemas de piel. Los organismos sometidos a estrés crónico, tanto humanos como animales, tienden a elevar sus niveles de cortisol, que suprime el sistema inmunológico, lo que debilita las defensas y provoca afecciones en la salud visibles en piel y pelaje.

Para reducir el estrés en nuestras mascotas, además de los aceites esenciales que te recomendaré[6], te sugiero algo esencial: permite

---

6   En el capítulo «Aceites para calmar la ansiedad».

Rodrigo Aladro

que tu mascota se comporte como el animal que es. Humanizarlos es una fuente común de estrés y, desde mi experiencia, a menudo es la causa principal de muchos problemas de comportamiento y salud. Un perro necesita correr, olfatear, morder, rascar, perseguir y ladrar, mientras que un gato requiere trepar, rascar, observar y cazar. Proporciónales espacios y elementos dentro de tu hogar que les permitan desarrollar estas actividades de forma natural. Enrique-ce su entorno y comportamiento de manera que, en la medida de lo posible, les permitas expresar su naturaleza. En perros, paseos tranquilos y estructurados son de gran ayuda para satisfacer sus necesidades físicas y mentales. En el caso de los gatos, proporcionar suficientes areneros (siempre uno más que el número de gatos que tengas) y espacios elevados les brindará seguridad. Estos ajustes ayudarán considerablemente a reducir su estrés y, en consecuencia, a mejorar su salud, incluida la de su piel.

4. Higiene y aplicaciones tópicas

La limpieza de las lesiones y la aplicación de productos tópicos adecuados son cruciales para controlar la inflamación, combatir infecciones y promover una recuperación efectiva. A continuación te explico cómo administrar estos tratamientos de manera eficiente, asegurando que las áreas afectadas estén bien cuidadas y apoyen el proceso de sanación.

Espuma de jabón de mezcla protectora

Está hecha fundamentalmente a base de la mezcla de aceites esen-ciales llamada «mezcla protectora», la cual se ha mencionado varias veces en este libro. Puedes adquirirla en la página de la marca que te recomiendo.

Esta espuma se puede usar para lavar las lesiones presentes en nuestra mascota sin necesidad de bañarla por completo.

Primeramente, deberás tratar de retirar el exceso de pelo alrededor de cada lesión dejando suficiente espacio por las orillas. A continuación, limpia bien la zona afectada con la espuma de jabón de la mezcla protectora para evitar infecciones secundarias. Una vez lavada la lesión, sécala delicadamente con una toalla o servilleta limpia.

Aplicación de aceites esenciales

Cuando la zona esté limpia y seca, podrás aplicar el aceite esencial adecuado que ayude a tratar la lesión.

Para desinflamar y regenerar el tejido:

Para lesiones redondas, resecas o que desprenden un olor desagradable, parecido a la rancidez de las grasas. Normalmente, estas lesiones son ocasionadas por hongos.

- **Mirra.** Sirve para proteger la piel y frenar su deterioro, promueve su regeneración y potencializa al incienso.

- **Manzanilla romana.** Desinflama, elimina la comezón y la sensación de ardor.

- **Incienso.** Conocido como «el rey de los aceites», ayuda tanto a mantener limpia la lesión como a agilizar la regeneración, además de favorecer una respuesta inflamatoria adecuada.

- **Lavanda.** Apoya la restauración de la piel, desinflama y aporta una sensación calmante.

- **Geranio.** Aceite noble que promueve la salud en la piel.

- **Copaiba.** Fitocannabinoide poderoso que activa el sistema endocannabinoide y sus beneficios generales y cutáneos.

Rodrigo Aladro

| Para ayudar a combatir agentes contaminantes:

- **Orégano.** Aceite poderoso, lleno de carvacrol, que evita la proliferación de microorganismos dañinos.

- **Tomillo.** Muy similar al orégano y utilizado como variante.

- **Árbol de té.** Para promover la limpieza y protección de la piel. Es de las pocas aplicaciones que recomiendo para este aceite. Se debe evitar su ingestión.

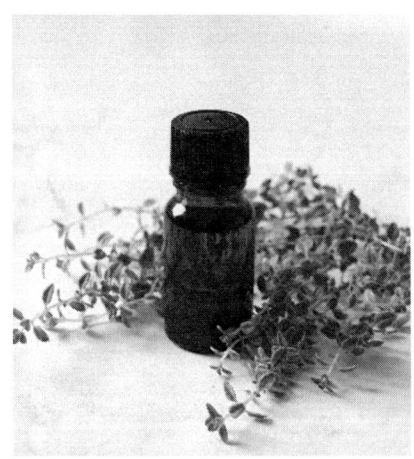

- **Clavo.** Muy eficaz para disminuir el dolor e inhibir el crecimiento de microorganismos.

- **Limón.** Promueve la limpieza y es antifúngico.

- **Mezcla purificadora.** La combinación de sus aceites promueve la limpieza y protección.

- **Mezcla protectora.** Evita la invasión de microorganismos dañinos.

A partir de esta lista, debes hacer una mezcla que contenga, al menos, dos de los aceites del primer grupo que apoyen la respuesta inflamatoria adecuada y la regeneración celular, y, al menos, uno de los aceites del segundo grupo que ayude al organismo a combatir contaminaciones y promover la limpieza, para evitar infecciones secundarias. Todos deberás diluirlos en aceite fraccionado de coco y en las diluciones sugeridas. Puedes también usar las mezclas. Estas últimas las deberás aplicar sin mezclar con otros aceites. Si quieres abarcar más, te sugiero alternar entre mezclas y no agrupar tantos aceites en una sola preparación; haz preparados con distintos aceites y alterna su aplicación en la lesión. En el caso del clavo, orégano, tomillo y mezcla protectora, es importante que los utilices siempre diluidos y que los manipules con cuidado, porque, al ser aceites «calientes», su aplicación directa puede causar ardor y molestias, tanto en mascotas como en personas.

Modo de aplicación

Como el uso es tópico, deberás diluir el aceite esencial con aceite fraccionado de coco. También puedes usar la grasa de coco normal, ya que tiene una textura cremosa que permite conservar mucho más tiempo la mezcla de aceites en lugares de clima templado a frío.

Mezclas sugeridas

- **Incienso**, **mezcla limpiadora** y **copaiba**. Mezcla de 8-10 gotas de cada aceite con 20 ml de aceite fraccionado de coco o dos cucharadas de grasa de coco. Mezcla perfectamente y aplica. Esta combinación es la que más recomiendo cuando existan lesiones evidentes y la piel esté en carne viva o en costra, e incluso supure pus debajo de las costras. Los primeros días puedes aplicarla 3 o 4 veces al día, y vas a ir viendo cómo baja el nivel de malestar y empieza a mejorar el aspecto de la lesión. Después de dos días, puedes aplicar un par de veces al día. A medida que los aceites esenciales hagan efecto, la lesión irá adquiriendo un tono rojo más claro y empezará a crearse el tejido de cicatrización, que suele ser blanquecino o, en ocasiones, de un blanco ligeramente amarillento. Alrededor del sexto o séptimo día, comenzarán a formarse costras, por lo que es crucial estar muy atento para evitar que el perro se rasque. ¿Cómo lograrlo? Aplicando la mezcla nuevamente, con mayor frecuencia, para aliviar la comezón, la inflamación y el ardor.

Rodrigo Aladro

- **Incienso**, **orégano** y **lavanda**. Usa 10 gotas de incienso, 10 de lavanda y 8 de orégano diluidas en 20 ml de aceite fraccionado de coco o dos cucharadas de grasa de coco. Aunque esta mezcla es muy eficaz, debes usarla en lesiones menos expuestas, para que el orégano no genere malestar en el área.

- **Geranio**, **orégano** y **lavanda** o **geranio**, **clavo** y **lavanda**. Para aceites más potentes, como el orégano y el clavo, agrega una menor cantidad. Por ejemplo: 10 de lavanda, 10 de geranio y 6 u 8 de orégano o clavo.

- **Incienso**, **melaleuca** y **orégano**. Esta es una mezcla mucho más intensa y menos calmante. Mezcla 8 de orégano, 8 de melaleuca y entre 10 y 12 de incienso. Úsala cuando las lesiones no sean profundas, pero percibas que se expanden rápidamente.

- **Orégano**, **melaleuca** y **limón**. Solo apta para perros. Esta mezcla es la más potente para combatir los hongos. Sin embargo, debido a la intensidad de estos aceites, no siempre recomiendo aplicar los tres juntos, ya que pueden ser demasiado fuertes para lesiones en pieles ya muy afectadas, lo que podría agravar la irritación. Úsala solo en casos de uñas infectadas siempre que no existan tejidos cercanos muy dañados. Aplica tres veces al día 8 gotas de cada aceite esencial en 20 ml de aceite fraccionado de coco o dos cucharadas de grasa de coco.

En su lugar, puedes alternar entre dos mezclas:

- **Incienso**, **orégano** y **lavanda**.

- **Copaiba**, **limón** y **melaleuca**.

Para usar estas dos mezclas, combina la misma cantidad y del mismo modo que la anterior, pero estas aplícalas 2 o 3 veces al día sobre la lesión.

Recuerda que en gatos no puedes usar los aceites cítricos, por lo que esta mezcla tampoco.

Mezclas para heridas leves

Para pequeñas lesiones, rasguños, irritaciones, suturas de cirugía y/o cicatrices en proceso de sanación.

- **Incienso.** Puedes añadir una gota directamente en una parte de la cicatriz; verás cómo el aceite se extiende por la herida y prácticamente se distribuye. Aplica dos veces al día.

- **Lavanda**. Es muy efectiva al inicio de un proceso inflamatorio, cuando empiezan a rascarse mucho o en caso de alguna quemadura. Aplícala diluida y dos o tres veces al día.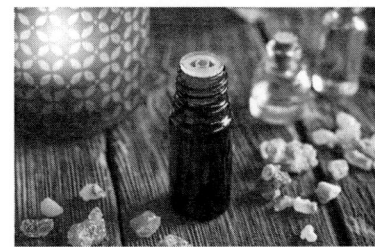

- **Copaiba.** Puedes usarla sola o mezclar 20 ml de fraccionado de coco con 8 gotas de copaiba, 8 de geranio y 8 de lavanda. Moja un algodón y, con él, limpia los rasguños de las orejas o de la nariz. Esto acelerará la cicatrización y evitará que se infecten.

En otras lesiones cutáneas en perros que presenten una fuerte irritación, puedes usar mezcla de melaleuca o árbol de té[7] con lavanda. Aquí debes tener cuidado y tenerlo muy diluido: 10 gotas de melaleuca y 15 de lavanda en 20 ml de aceite fraccionado de coco. Puedes aplicarlo en lesiones de piel como mordiscos o pequeñas heridas. Un ejemplo de esto son las lesiones en las ingles causadas por picaduras de pulgas, que en realidad son una reacción alérgica. La melaleuca y la lavanda disminuirán la comezón, la inflamación y protegerán la piel afectada.

---

7 En gatos deberás evitar estos aceites.

Rodrigo Aladro

Como has podido ver, el origen del problema de piel en tu mascota puede provenir de diferentes factores. Por ello, es esencial abordar todas las variables de manera integral. Es decir, debes combinar una buena dieta alimentaria, el uso de probióticos, un estado calmado, una higiene adecuada y, por último, la aplicación de los aceites esenciales adecuados. Si sigues todas las pautas, notarás una mejora en la piel de tu mascota y en su bienestar.

Además de la aplicación tópica de los aceites esenciales, recomiendo complementar con su difusión diaria dos o tres veces al día cerca de la mascota, asegurando que tengan la opción de poder entrar o salir de la habitación para evitar que se sature su olfato.

Recuerda que los aceites no son medicamentos y no atacan directamente al causante del problema, pero ayudan al organismo a defenderse y favorecen la cicatrización y sanación de las lesiones.

En el caso de los problemas de piel, el proceso de curación puede extenderse hasta un mes, ya que, como expliqué, es multifactorial y los diversos procesos involucrados, como la repoblación de la microbiota, la disminución del cortisol y la cicatrización, pueden ser de lenta respuesta. Durante este tiempo, es importante apoyar todos los demás agentes involucrados. Así que mantente tranquilo, constante y paciente durante todo el proceso.

Cómo usar los aceites esenciales como repelentes

Este tema me fascina, porque nos lleva a comprender mejor la dinámica de los insectos. Los aceites esenciales son herramientas muy eficaces para ahuyentar pulgas, garrapatas y, en ocasiones, moscas (especialmente en las puntas de las orejas) y mosquitos. A continuación, te explico cómo los aceites esenciales pueden ayudar a tu mascota tanto en el control de plagas como en mantener una adecuada limpieza, esencial para que estos repelentes sean efectivos.

Comportamiento de pulgas y garrapatas

Antes de platicarte cómo funcionan estos repelentes naturales, es importante que entiendas cómo actúan las pulgas y las garrapatas.

Pulgas

Este insecto no pone sus huevos en el cuerpo del animal; normalmente los pone en sus camas o en otras superficies donde ellos reposan. Ahí atraviesan su fase larvaria y llegan a la adultez. Estas se suben al animal para alimentarse de su sangre y, de vez en cuando, se acercan a zonas como los ojos, la boca o el ano para acceder a la humedad. Por este motivo, la mayoría de los repelentes para pulgas se ponen en el cuello.

Garrapatas

Estas se encuentran principalmente entre los pastos, saltan al animal para alimentarse de sangre y se sueltan para poner huevos en la

Rodrigo Aladro

tierra; tienen ahí fases larvarias, que se conocen como «pinolillos» en algunos países. Estas también pueden incrustarse en la piel, alimentarse y volver a soltarse para pasar por alguna otra fase hasta alcanzar la etapa adulta, cuando son más evidentes y molestas.

Ahora bien, es importante que entiendas que los aceites esenciales no actúan como insecticidas, sino como repelentes. En este contexto, siempre utilizo una analogía con la seguridad de nuestros hogares. Nuestro objetivo es hacer que nuestros perros y gatos sean lo menos atractivos posible para pulgas y garrapatas. De la misma manera, buscamos que nuestra propiedad no resulte atractiva para posibles ladrones. Para ello, empleamos medidas como iluminación, rejas, cámaras de seguridad y alarmas. Sería imprudente y arriesgado instalar mecanismos letales, como explosivos o sistemas de defensa armados. Imaginemos que, por error, un vecino sobrepasa alguno de estos controles; las consecuencias podrían ser catastróficas. Aunque estos métodos podrían resultar eficaces contra intrusos, sus efectos colaterales representarían un grave peligro para otros. De igual forma, muchos de los tratamientos que se ofrecen para el control de pulgas y garrapatas presentan una carga tóxica considerable. Si bien eliminan a los insectos, sus efectos secundarios pueden ser perjudiciales. Por el contrario, los aceites esenciales constituyen una opción de bajo riesgo, con una carga tóxica mínima. Estos productos no solo hacen que nuestras mascotas sean menos atractivas para los parásitos, sino que también contribuyen a su control sin poner en peligro a otros seres vivos, incluida nuestra propia salud. Con esto, no pretendo subestimar la importancia de la desparasitación interna contra gusanos; de hecho, la recomiendo encarecidamente. Sin embargo, me preocupa la amplia oferta de tratamientos en el mercado, tanto externos como internos, que prometen el control de pulgas y garrapatas sin tener en cuenta sus potenciales riesgos.

Aceites esenciales con propiedades repelentes

- **Menta.** Ayuda a que las garrapatas se desprendan rápidamente de nuestra mascota sin dejar la cabeza incrustada, lo que evita que se infecte. Es esencial en cualquier mezcla repelente.

- **Cedro.** Inhibe los neurotransmisores de los insectos, dificultando su movimiento y capacidad de adherirse al pelo de nuestro animal. También es un aceite repelente imprescindible.

- **Geranio.** La planta del geranio es naturalmente resistente a las plagas, lo que la convierte en un gran repelente.

- **Lavanda.** Evita que los huevos de las pulgas eclosionen. Es idóneo para limpiar las alfombras o las camas de nuestras mascotas.

- **Limoncillo y citronela.** Ambos tienen propiedades repelentes muy efectivas.

Estos aceites son fundamentales en la elaboración de un repelente. También existe una mezcla repelente registrada muy efectiva para repeler insectos: está compuesta de aceites esenciales de semillas de sésamo, citronela, limoncillo, tomillo, madera de cedro, geranio y menta. Esta mezcla repelente también puede diluirse para hacer un atomizador repelente.

Modo de aplicación

Existen varias formas de aplicar estos aceites para repeler pulgas y garrapatas. A continuación, expondré los métodos y las cantidades que recomiendo.

1. Atomizador

El modo más eficaz es rociar con una mezcla repelente el pelaje de tu mascota, para así evitar que los insectos se le adhieran.

Utiliza un atomizador de 250 ml de vidrio.

Cantidades

- **En perros:** hasta 45 gotas.

- **En gatos:** hasta 25 gotas.

El resto, hasta llenar el atomizador, es agua (preferentemente hervida). Puedes añadir una pequeña cantidad de aceite fraccionado de coco —alrededor de 5 ml— para que, al agitar la mezcla ayude a encapsular los aceites esenciales en la preparación y estos se fijen durante más tiempo en el animal, aumentando así su eficacia.

Te recomiendo aplicar esta mezcla antes y después de cada paseo, previamente a que entre en casa. Atomiza tres o cuatro veces desde las orejas hasta la cola, y distribuye el producto con tus manos por todo el pelaje, insistiendo en las ingles y patas para evitar que suban los insectos. Para reforzar su efecto, puedes hacer otra aplicación durante el paseo si es necesario. Si fueran paseos muy largos, de días enteros, te recomiendo hacerlo cada dos horas. Además, sin riesgo alguno, puedes atomizar alrededor de cualquier lesión para mantener alejadas a las moscas.

Mezclas repelentes sugeridas

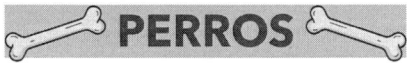

PERROS

- **Menta y cedro:**

  - 22 gotas de aceite esencial de cedro

  - 22 gotas de aceite esencial de menta

- Un chorrito de 5ml de aceite fraccionado de coco

- Agua destilada o hervida

Mezcla los aceites esenciales con el aceite de coco en un atomizador de aproximadamente 250 ml, luego rellena con el agua. Agita bien para combinar los ingredientes y obtendrás un repelente natural para insectos.

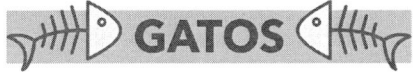 **GATOS**

• **Geranio y cedro:**

- 12 gotas de aceite esencial de geranio

- 13 gotas de aceite esencial de cedro

- 5 ml de aceite fraccionado de coco

- Agua hervida o destilada

Mezcla las cantidades en un atomizador de 250 ml.

Para limpiar superficies:

• **Mezcla protectora** a base de naranja silvestre, clavo, canela, eucalipto y romero.

- Hasta 45 gotas para perros y hasta 25 para gatos

- 5 ml de aceite fraccionado de coco

- Agua hervida o destilada

Rodrigo Aladro

- □ 5 % de vinagre

- □ Añade la combinación a un atomizador de 250 ml.

Esta es una mezcla protectora que puedes usar para desinfectar la zona donde repose tu mascota. Retira su cama y pulveriza la preparación realizada. Puedes atomizar las superficies, dejar actuar y, después de unos minutos, limpiar con un paño o servilleta; también puedes atomizar su cama, dejar que actúe y seque, y ¡listo!

- **Geranio y cedro:**

  - □ 12 gotas de aceite esencial de geranio

  - □ 13 gotas de aceite esencial de cedro

Después de haber limpiado la zona con la mezcla protectora, atomiza esta mezcla sobre la cama de tu mascota.

Puedes usar estas dos mezclas en cualquier lugar donde tu perro o gato suela colocarse, sobre cualquier superficie: sofá, ventana, cama, alfombra, etc.

Para reforzar esta limpieza, puedes hacer una mezcla con:

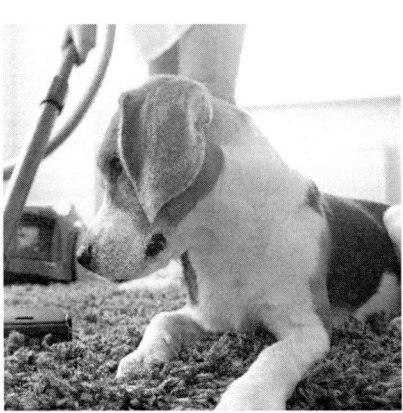

- □ Media taza de bicarbonato de sodio

- □ 3-6 gotas de la mezcla protectora

- □ 3 gotas de aceite esencial de menta

Agita bien el frasco y espolvorea la cama o alfombra, déjala actuar 30 minutos y luego aspira. Esto ayudará a eliminar malos olores y huevos de pulgas, y a mantener una zona limpia y repelente de insectos.

2. Collar

Después de preparar una de las mezclas de aceites repelentes mencionadas, agítala bien y sumerge un collar de tela o tejido de tu mascota. Saca el collar y déjalo secar antes de colocárselo a tu mascota. Puedes preparar esta mezcla en un contenedor hermético para que se conserve mejor. De esta manera, podrás usarlo las veces necesarias hasta que se termine.

3. Champú (entre 250 y 1000 ml)

Puedes añadir los aceites esenciales al champú de tu mascota para que el baño actúe también como repelente. Independientemente de la cantidad de mililitros que contenga el champú y de las mascotas en las que lo vayas a usar, debes aplicar la misma cantidad que te recomendé anteriormente: de hasta 25 gotas para gatos y de hasta 45 gotas para perros.

4. Difusor

Usa un difusor con una mezcla repelente en el hogar para proteger el entorno donde vive la mascota.

Para una mayor efectividad, te recomiendo emplear los cuatro métodos repelentes: atomizador, collar, champú y difusor. Si no tienes todos los aceites esenciales, utiliza los que tengas disponibles o mezclas repelentes registradas. Con este enfoque, obtendrás un tratamiento integral para repeler insectos de forma natural, sin recurrir a productos tóxicos.

Rodrigo Aladro

Recuerda: el objetivo principal es hacer que tanto tu mascota como su entorno sean lo menos atractivos posible para los insectos.

Aceites para calmar la ansiedad

Los aceites esenciales son una herramienta muy valiosa para ayudar a contrarrestar el miedo y la ansiedad en nuestras mascotas, aprovechando el gran olfato que tienen. La ansiedad por separación, por ejemplo, es de los problemas más comunes que pueden sufrir, aunque es un tema complejo, ya que cada caso es único y requiere una evaluación diferente.

A continuación, te explico cómo detectar la ansiedad por separación, los aceites recomendados y cómo aplicarlos para calmar a tu mascota.

Signos de ansiedad por separación

Primeramente, debes asegurarte de que lo que está experimentando tu mascota es realmente este problema y no otro. Para ello, es esencial observar y entender las conductas de tu mascota.

Los signos de alarma más comunes, ante en tu ausencia, incluyen:

En perros: conductas destructivas (destrozar cualquier objeto o mueble que esté a su alcance), exceso de ladridos o aullidos, hiperactividad, dormir en exceso, depresión, orinar o defecar dentro de casa, incluso si ya estaban entrenados para no hacerlo.

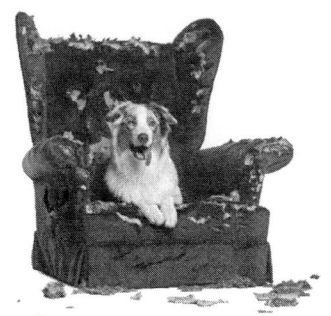

En gatos: incremento en los maullidos, rascado excesivo, marcaje con orina fuera del arenero, constipación o problemas digestivos como diarrea. También puede

Rodrigo Aladro

presentar dificultad o dolor al orinar, orina frecuente y, en algunos casos, sangrado. Es la llamada cistitis idiopática, que se asocia a menudo con el estrés. También pueden llegar a ser destructivos, pero no es algo tan recurrente como en perros.

Este es un tema muy subjetivo, ya que hay perros que, por ejemplo, son naturalmente ladradores y gatos que tienden a maullar mucho. Sin embargo, si aumenta la frecuencia de estas conductas, es importante estar alerta. En esencia, se trata de comportamientos que se vuelven excesivos.

Es crucial prestar atención a los síntomas de la ansiedad por separación, ya que una detección temprana facilita la corrección de sus conductas. Además, es un tema especialmente relevante tras el fin de la pandemia y el regreso a la normalidad. Muchos perros y gatos han experimentado un cambio brusco en sus rutinas: pasaron de estar encerrados en nuestras casas a adaptarse a la normalidad. Las mascotas adquiridas durante este periodo son más propensas a sufrir ansiedad por separación, debido a la constante compañía que vivieron durante el confinamiento.

Aplicación de aceites esenciales

¿Recuerdas el concepto de la memoria olfativa? Esta permite transportarles mediante olores a momentos o situaciones donde estaba presente ese mismo aroma. Gracias a ella, puedes usar los aceites esenciales para ayudar a recordarles momentos de calma.

Modos de aplicación

1. Difusión

Para empezar a tratar la ansiedad, recomiendo difundir los

aceites esenciales en casa en momentos en los que tu mascota esté en calma, como, por ejemplo, cuando está descansando o cuando estás acariciándole.

2. Uso tópico

Puedes aplicar una o dos gotas de aceite esencial diluido detrás de las orejas de tu mascota, o también puedes usar un atomizador con una mezcla de agua y aceites esenciales para rociar su pelaje.

De esta manera, cuando salgas de casa y tu mascota vuelva a percibir ese aroma, recordará esos momentos agradables. Esto se debe a un proceso fisiológico: a través del bulbo olfatorio, los aceites activan el sistema límbico, el cual puede influir en la liberación de hormonas que, por ejemplo, promuevan estados de tranquilidad o disminuyan la presión sanguínea, entre otros procesos fisiológicos que acompañan la calma.

- **En perros:** de 24 a 30 gotas de aceite/s esencial/es en 20 ml de aceite fraccionado de coco.

- **En gatos:** de 12 a 15 gotas de aceite/s esencial/es en 20 ml de aceite fraccionado de coco.

Si deseas utilizar el atomizador para rociar el pelaje de tu mascota, puedes optar por un frasco de 100 ml. Añade agua junto con las cantidades de aceite esencial indicadas, según si es un perro o un gato. Agita bien el atomizador y distribuye sobre el manto, luego frota suavemente hasta que se absorba.

Aceites esenciales recomendados

Para ayudar a calmar a tu mascota, puedes utilizar tanto aceites esenciales individuales como mezclas específicas. Entre los aceites individuales más efectivos, se encuentran la lavanda, el ylang-ylang, la cananga, el geranio, el incienso, la copaiba y el vetiver.

Mezclas sugeridas

- **Mezcla tranquilizadora o de serenidad.** Lavanda, cedro, ylang-ylang, mejorana, manzanilla romana, vetiver, vainilla y sándalo hawaiano.

- **Mezcla estabilizadora.** Contiene aceite esencial de madera de ho, de abeto, de incienso, de tanaceto azul y de manzanilla azul.

- **Mezcla de paz.** Incluye vetiver, lavanda, ylang-ylang, incienso, salvia, mejorana, hierbabuena y ládano.

- **Mezcla de adaptabilidad.** Naranja silvestre, lavanda, copaiba, menta, magnolia, romero, neroli y ámbar líquido.

Todas estas mezclas fomentan un estado de calma y bienestar. Elige la que más se adapte según el efecto que busques. Experimenta con diferentes opciones hasta encontrar la que mejor funcione en tu mascota.

Estrategias para reducir la ansiedad por separación

1. Vigila las reacciones de tu mascota

Es fundamental detectar qué conductas de tu rutina pueden detonar su ansiedad.

Esto me recuerda a mi querida Pola, una perra *airedale terrier* que ya no está conmigo y que me dejó innumerables enseñanzas y recuerdos. Uno de ellos es que se volvía loca de emoción al escuchar el nombre de un pueblo donde tenía una casa de campo a la que le encantaba ir. El simple hecho de mencionar ese lugar le provocaba una ansiedad que se manifestaba en saltos, carreras y ladridos descontrolados. Fue todo un desafío enseñarle a no reaccionar así, ya que me tomó tiempo aprender a cambiar la rutina y a no decir esa palabra hasta que realmente fuera el momento de salir para que su ansiedad se produjera solo en ese momento. Mi intención nunca fue que no se emocionara, sino que su emoción se limitara a los momentos adecuados.

Aunque en ocasiones son las palabras las provocan estas reacciones, es más probable que sean las acciones previas a salir de casa. Muchas veces, pequeños actos como agarrar las llaves o ponerte el abrigo antes de salir ya son suficientes para que tu perro o gato anticipe que te vas, lo que puede generarle ansiedad.

Una vez has detectado qué actividades provocan esa ansiedad, el siguiente paso es desensibilizar a tu mascota ante esas acciones. ¿Cómo lograrlo? Debes recrear las mismas actividades que realizas cuando vas a salir de casa, pero sin llegar a partir. Luego, dirígete a la puerta de salida, ábrela y vuelve a cerrarla. Debes repetir varias veces todos los gestos que sepas que despiertan su ansiedad, hasta que tu mascota deje de asociarlos con tu partida. De esta manera, se reducirá su ansiedad, ya que le estamos demostrando que esas señales no aseguran que te vayas a marchar. Cuando regreses, es fundamental que mantengas la calma y le ignores. Lo adecuado es acariciarle y premiarle cuando logre tranquilizarse.

Este ejercicio se hará reforzando de forma positiva la memoria olfativa con los aceites esenciales difundidos y también aplicados sobre ellos o sobre ti.

No obstante, si no logras desensibilizarlo del todo, debes evitar estas acciones o cambiarlas para marcharte sin detonar esa ansiedad, con toda la calma y normalidad que debe ser partir.

Te recomiendo usar cámaras; son herramientas muy útiles que te permitirán ver su nivel de ansiedad o qué actos hace cuando partes.

Rodrigo Añadro

2. Crea un espacio seguro

También es importante reservar un lugar para nuestra mascota donde se sienta cómoda y pueda descansar. Debe ser un espacio que no invadan los niños y lejos de ajetreos; un espacio fijo que identifiquen como su lugar de reposo. En el caso de los perros puedes, por ejemplo, colocar una casita o un cerco, siempre y cuando se sienta cómodo. Ahí le puedes poner su cama, juguete favorito o manta. Para los gatos podrían ser lugares altos como repisas o rascadores cerca de ventanas, ya que les gusta observar el exterior y les genera seguridad. Puedes colocar afuera alimento para los pájaros, de manera que esté entretenido mientras tú no estés.

Comienza a entrenar a tu mascota para que asocie su espacio seguro con recompensas, utilizando aromas de aceites esenciales que fomenten la calma. Por ejemplo, cuando tu perro entre en su casita, puedes recompensarlo con un premio. Para los gatos, si se suben a la repisa o al rascador, acariciarlos o darles un premio puede reforzar esta asociación. El objetivo es que tu mascota entienda que su lugar de descanso es un espacio positivo. Con el tiempo, debe aprender a utilizarlo para relajarse, incluso cuando tú no estés presente.

Cuando tu mascota no reaccione a tu partida de forma ansiosa, es momento de aumentar progresivamente el tiempo que pasas fuera de casa. Comienza con ausencias cortas de un minuto, luego cinco minutos, y así sucesivamente, siempre volviendo de manera calmada y sin felicitarle hasta que muestre tranquilidad. Este proceso refuerza la idea de que tu partida no es algo definitivo ni un motivo de angustia.

3. Recomendaciones

• Durante tu ausencia, usa los aceites esenciales para reforzar positivamente los momentos de separación y para que esta sea lo más placentera posible para tu mascota.

- Si por tus responsabilidades pasas mucho tiempo fuera de casa, considera buscar a alguien que pueda darle un paseo o simplemente hacerle compañía en casa. Es una solución mucho más económica que enfrentarte a los posibles destrozos que pueda causar en tu ausencia.

- También puedes utilizar aceites esenciales para mantener alejada a tu mascota de ciertas zonas de la casa. Por ejemplo, aceites como el de pimienta negra, el de casia o el de clavo son aromas que suelen repeler. Puedes usar uno de estos aceites, o una combinación de ellos, con aceite fraccionado de coco en un atomizador de 100 ml. La cantidad máxima que puedes añadir de aceite esencial son 45 gotas. Para atomizarla debes agitar muy bien la mezcla y rociarla por zonas problemáticas, como lugares donde suela orinar o que suela destrozar en tu ausencia.

- Déjale juguetes interactivos a tu mascota para mantenerla ocupada en tu ausencia y para ayudarla a reducir su estrés. Puede ser algo tan sencillo como una pelota con un solo orificio la cual debe girar para conseguir el alimento que hayas introducido. Hay tanto para 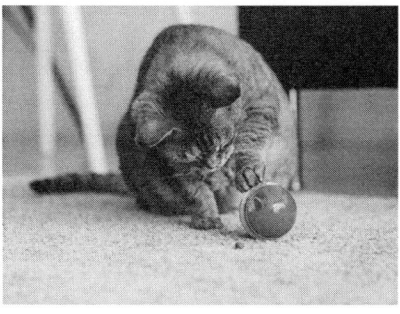 gatos como para perros, y es importante aumentar gradualmente el nivel de dificultad del juego para mantener su interés.

- Trata de promover la actividad física antes de dejar a tu mascota sola en esa casa. Puedes jugar con ella o darle un paseo. Esto le ayudará a liberar sustancias que promueven la calma.

- En el caso de los gatos, asegúrate de proporcionarle suficientes areneros. Lo recomendado es que haya un arenero más que el número de gatos que hay en el hogar.

Rodrigo Aladro

- Cada animal es único y puede requerir ajustes específicos, pero implementando con paciencia todas estas pautas y recomendaciones de manera integral y paulatina, podrás ir disminuyendo la ansiedad por separación.

Cómo ayudar a tu mascota a controlar sus miedos

Perros y gatos pueden experimentar miedo o estrés por diversas razones, como ruidos fuertes, fuegos artificiales, visitas al veterinario, traslados en coche, visitas a casa o presencia de otros animales. Pero, además, las conductas de los dueños y el entorno en el que viven también pueden provocarles estrés. Por ejemplo, en los perros, la falta de un líder claro puede ser el causante de su ansiedad, mientras que en los gatos puede ser la falta de independencia y de espacios altos y seguros. Es fundamental observar a tu mascota y determinar qué situaciones le generan ansiedad para saber cómo favorecerles.

Aceites esenciales recomendados

Los aceites esenciales pueden ser una herramienta muy eficaz para ayudar a tu mascota a controlar sus miedos.

- **Lavanda.** Puedes difundirlo en el ambiente o aplicarlo diluido detrás de las orejas y en la barbilla. Su aroma le generará tranquilidad.

- **Mezcla tranquilizadora**, **mezcla estabilizadora** o **mezcla de paz**. De manera difundida y tópica.

Te recomiendo empezar con el aceite más suave e ir incrementando gradualmente la intensidad según sea necesario. Comienza con la lavanda, sigue con la mezcla tranquilizadora, luego prueba con la mezcla estabilizadora y, si lo consideras, utiliza la mezcla de paz. Si ninguna de estas opciones es suficiente, puedes potenciar el efecto añadiendo vetiver a cualquiera de estos aceites, siempre respetando las cantidades máximas de gotas recomendadas para cada animal.

Rodrigo Aladro

▌Modo de aplicación

- **Mediante difusor.** Difunde los aceites esenciales en el ambiente 10 o 20 minutos antes del evento que le genera estrés.

- **Tópica.** Diluye los aceites en aceite fraccionado de coco y aplica la mezcla detrás de las orejas, en la barbilla o en las almohadillas.

- **Interna.** Solo para perros. Puedes aplicar una pequeña cantidad de aceite de vetiver en las encías de tu perro para aumentar el efecto calmante.

Prueba cuál de estas mezclas funciona mejor en tu perro, ya que cada caso es distinto. Por ejemplo, la mezcla de paz con vetiver es la combinación más efectiva en perros con comportamientos problemáticos. Asimismo, muchos casos de violencia o agresividad entre gatos de un mismo hogar han disminuido con el uso constante de estos aceites esenciales.

Recomendaciones para aliviar el estrés

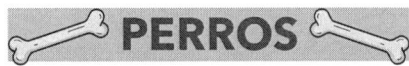

PERROS

- Los paseos largos y tranquilos, acompañados de un líder calmado y asertivo, son la mejor terapia para reducir su ansiedad. Seguir a su líder les ayuda a generar una sensación de seguridad y tranquilidad, ya que no tienen que tomar decisiones importantes.

- Evita actividades que generen una excitación excesiva, como lanzarle la pelota repetidamente o correr. En lugar de calmar al perro, esto puede causarle más ansiedad e inestabilidad emocional.

- Mantén una actitud serena y tranquila. En los paseos, muchas veces somos los detonantes de su ansiedad, ya que le transmitimos nuestro nerviosismo. Para ir más calmado, puedes también aplicarte los mismos aceites esenciales, ya sea en el cuello, nuca, detrás de las orejas o en las muñecas.

Te pongo el ejemplo de un caso que recuerdo de un gran danés de aproximadamente dos años que había sido entrenado incorrectamente para caminar con correa. Este perro, que en condiciones normales podría haber mostrado un porte imponente y elegante durante sus paseos, caminaba con temor. Tan pronto como sentía la correa y el collar, comenzaba a temblar y el pánico se apoderaba de su cuerpo y de su andar. Consideramos que, lamentablemente, el primer entrenamiento al que fue sometido desencadenó este miedo intenso. El temor excesivo en los animales suele derivar en comportamientos agresivos. Un animal asustado, que se siente atrapado y sin control de sus emociones, probablemente reaccionará de manera agresiva en un intento por escapar de una situación que percibe como amenazante.

El nuevo entrenador y yo decidimos intervenir utilizando aceites esenciales, tanto en el perro como en nosotros mismos. De esta manera, nos aseguramos de mantener un estado emocional equilibrado durante el proceso generando un ambiente de calma y seguridad. Iniciamos el paseo manteniendo una conversación tranquila pero firme, mientras frotábamos suavemente el lomo del perro con el objetivo de tranquilizarlo y desviar su atención del miedo, liberando así la tensión acumulada. Poco a poco, comenzamos a notar una mejora en su comportamiento, y su andar se volvió más relajado. Después de unos quince minutos de caminata, nos detuvimos para aplicar nuevamente la mezcla esta-

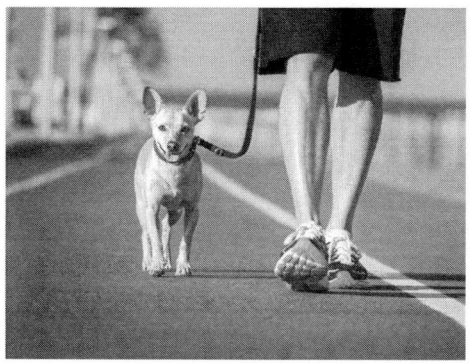

bilizadora, reforzando el proceso con una gota de aceite esencial de vetiver. Reanudamos el paseo y, tras otros quince minutos, el perro mostró una notable mejora en su estado de ánimo. Al principio del proceso, era prácticamente imposible y peligroso intentar tocar su cola, que mantenía entre sus patas debido al miedo; sin embargo, después de la segunda aplicación y de haber mantenido la calma durante media hora de paseo, el perro comenzó a permitirnos tocar su cola, su vientre e incluso detrás de las orejas, lo que reflejaba una clara muestra de confianza y relajación. El cambio fue absoluto y sorprendente.

Cabe señalar que este proceso no se resolvió en un solo día. El entrenador continuó aplicando esta rutina durante aproximadamente tres semanas. Finalmente, recuerdo que me mostró algunos mensajes de la dueña del perro, quien se encontraba profundamente agradecida por el cambio, ya que, por primera vez, podía disfrutar de los paseos con su gran danés. De hecho, se convirtió en una usuaria habitual de los aceites esenciales, tanto para su propio bienestar como para el de su mascota.

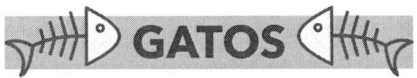 **GATOS**

Proporciónale a tu gato un entorno seguro y completo. Los gatos prefieren espacios altos desde donde observar lo que sucede. A nivel de piso se sienten vulnerables, lo que les genera estrés. Así que trata de proveer espacios altos donde el gato pueda descansar y sentirse en plena tranquilidad. Si no cuentan con el ambiente adecuado, pueden desarrollar comportamientos indeseados, como:

- Orinar o defecar fuera del arenero

- Maullidos excesivos o prolongados

- Agresividad con otros gatos

Aceites para aliviar dolores en huesos, músculos y articulaciones

Los aceites esenciales y suplementos que te voy a recomendar son herramientas muy útiles para ayudar a nuestras mascotas a sobrellevar el dolor y la inflamación relacionados con problemas óseos, articulares y musculares. Aunque no solucionarán la causa, pueden ayudar a controlar el malestar y mejorar la calidad de vida de nuestro perro o gato. En algunos casos, incluso, su uso ha logrado evitar cirugías, dado que los aceites les ayudan a mantener una vida cómoda, especialmente en casos de problemas articulares.

Los principales problemas que podemos aliviar con el uso de aceites esenciales son: artritis, displasias, luxaciones de rótula, golpes y torceduras.

Aceites recomendados

- **Mezcla de mejorana, lavanda, copaiba e incienso.** Estos aceites promueven la tranquilidad y el equilibrio, tanto a nivel aromático como tópico, y ayudan a reducir la inflamación.

  - **Dilución en perros:** 8 gotas de cada aceite diluidas en 20 ml de aceite fraccionado de coco.

  - **Dilución en gatos:** 4 gotas de cada aceite diluidas en 20 ml de aceite fraccionado de coco.

En ambos casos, puedes aplicar la mezcla tópicamente tres o cuatro veces al día, colocándolo directamente en la zona afectada y masajeando suavemente.

Rodrigo Aladro

Suplementos recomendados

Además de los aceites, es muy recomendable iniciar un tratamiento con suplementos basados en polifenoles y antioxidantes. Estos complejos de hierbas son excelentes para aliviar el dolor y la inflamación que surgen por afecciones como la artritis, golpes o problemas óseos.

Te recomiendo una cápsula que contiene extracto de incienso, de jengibre, de cúrcuma, de té verde, de fruta de granada, de semilla de uva y resveratrol.

- **Toma en perros:** administra la cápsula durante al menos 10 días para reducir la inflamación y, a la par, compleméntalo con una aplicación tópica de los aceites.

- **Toma en gatos:** el tratamiento debe durar 4 días, utilizando también los aceites de manera tópica.

Frente a dolores crónicos de articulaciones, como la artritis, los suplementos de polifenoles y antioxidantes, combinados con los aceites esenciales, provocarán un gran alivio en tu mascota.

Es posible que necesites usar esta combinación durante los últimos años de vida de tu mascota, pero no debes preocuparte, ya que estos productos son naturales y no presentan toxicidad.

Si sospechas que tu mascota se ha fracturado, llévala al veterinario lo antes posible. Sin embargo, para calmar su dolor y sus nervios hasta que la atiendan, puedes usar aceites esenciales:

En **perros**, puedes administrar una gota de aceite de incienso directamente en la boca.

En **gatos**, puedes difundir aceite esencial de incienso en el ambiente.

La pérdida de movilidad en nuestras mascotas es un problema común en animales de edad avanzada, y nos puede generar una profunda tristeza. Nos gustaría verlas siempre ágiles, felices y sin problemas de salud, pero sabemos que es inevitable. Sin embargo, hay mucho que podemos hacer para asegurar que nuestras mascotas lleguen a esa etapa con buena calidad de vida y movilidad.

Uno de los factores clave es la alimentación a lo largo de su vida. Los aceites y suplementos adecuados pueden ser de gran ayuda para mantener su salud en los años más avanzados. Pero es importante recordar que nuestra prioridad debe ser siempre su bienestar, no nuestras necesidades emocionales. He sido testigo en muchas ocasiones de cómo el afán de mantener a nuestras mascotas a nuestro lado, incluso cuando su calidad de vida ha disminuido drásticamente, puede prolongar su sufrimiento. En esos momentos, debemos ser capaces de analizar con sinceridad y objetividad la posibilidad de una despedida digna y acompañada. Es una decisión difícil, pero te invito a reflexionar sobre ello. Si tu mascota ha tenido una vida larga y plena, considera la opción de brindarle una partida digna y libre de dolor, acompañándola hasta el último suspiro.

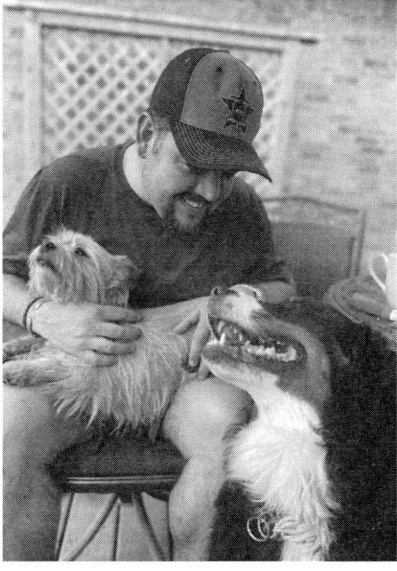

Rodrigo Aladro

¡Has llegado al final!

Han sido nueve capítulos en los que te he explicado todo lo que debes saber sobre los aceites esenciales y sobre sus distintos usos para mejorar la vida de tu mascota. Ahora cuentas con las herramientas para utilizarlos de forma correcta y segura.

Recuerda que para asegurar el uso efectivo y responsable de los aceites esenciales, es fundamental considerar los siguientes tres pilares:

La calidad importa

Es crucial utilizar aceites esenciales que se extraen de las regiones originarias de las plantas, ya que esto garantiza las características bioquímicas idóneas y maximiza sus beneficios. Este aspecto es vital tanto para ti como para tus mascotas.

Menos es más

Es más seguro y efectivo aplicar pequeñas cantidades de aceites esenciales varias veces al día, en lugar de hacerlo en grandes cantidades una sola vez. Una aplicación excesiva no solo podría ser menos efectiva, sino que también aumenta el riesgo de obtener resultados no deseados.

Constancia, confianza y persistencia

Si deseas cuidar la salud y bienestar de tu mascota mediante el uso de aceites esenciales debes estar bien informado y ser constante y persistente.

Los aceites esenciales no son medicamentos, sino combinaciones de compuestos bioquímicos naturales producidos por plantas que se utilizan para promover la salud y el bienestar.

Toda la información que he compartido se basa en mi experiencia y en la de otros dueños de mascotas que han utilizado los aceites esenciales, y está respaldada por estudios y fuentes fiables. No obstante, es tu responsabilidad asegurarte de usarlos de manera correcta y de seleccionar los adecuados. Asimismo, si observas resultados no deseados o comportamientos inusuales en tu mascota, es importante que suspendas el uso de los aceites y acudas a un veterinario.

El propósito de esta guía no es reemplazar la atención veterinaria, sino complementarla con el uso de los aceites esenciales. Las clínicas veterinarias pueden incluir este tipo de alternativas libres de toxicidad, recurriendo a la medicina convencional cuando sea necesario.

Ha sido un placer acompañarte en este proceso. Espero que esta guía te haya resultado útil y que ayude a brindarle a tu mascota una mejor vida.

Gracias por confiar en el doTERRINARIO. Seguiremos informando y compartiendo consejos prácticos.

Síguenos en nuestras redes sociales:

 @doterrinario   Doterrinario

Recuerda que puedes adquirir los productos mencionados escaneando los siguientes códigos QR:

Adquiere los aceites →   ← Visita nuestra web

Rodrigo Aladro

Para cualquier duda o consulta, no dudes en contactarme por correo electrónico. Estaré encantado de atenderte y de recibir tus sugerencias o comentarios.

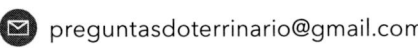 preguntasdoterrinario@gmail.com

Advertencia

Este libro es una guía informativa sobre el uso de aceites esenciales en perros y gatos, no un manual exhaustivo. No debe considerarse un sustituto de la atención veterinaria profesional. Las recomendaciones y pautas aquí presentadas son meramente orientativas, y cada propietario es responsable de la aplicación de estos consejos en sus mascotas y en su propio uso personal.

No se pretende que esta información diagnostique, trate, cure o prevenga ninguna enfermedad. Se aconseja encarecidamente consultar a un veterinario antes de implementar cualquier tratamiento relacionado con aceites esenciales.

El autor y la editorial no asumen ninguna responsabilidad por cualquier daño o pérdida que pueda resultar, ya sea directa o indirectamente, de la utilización de la información contenida en este libro.

Rodrigo Aladro